CONTRIBUTION A L'ÉTUDE

DE

L'HYGIÈNE DES GRANDES VILLES

LA

DIPHTHÉRIE AU HAVRE

SA DISSÉMINATION — SES CAUSES

MOYENS DE LES COMBATTRE

PAR

J.-M. ROGER

Docteur en Médecine de la Faculté de Paris
Ancien interne de l'Hôtel-Dieu de Rennes
Lauréat de l'École de médecine de Rennes
Ancien interne des hôpitaux du Havre

HAVRE

IMPRIMERIE LEMALE ET Cie

3, RUE DE LA BOURSE, 3

1887

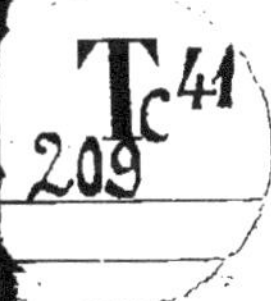

CONTRIBUTION A L'ÉTUDE

DE

L'HYGIÈNE DES GRANDES VILLES

LA

DIPHTHÉRIE AU HAVRE

SA DISSÉMINATION — SES CAUSES

MOYENS DE LES COMBATTRE

PAR

J.-M. ROGER

Docteur en Médecine de la Faculté de Paris
Ancien interne de l'Hôtel-Dieu de Rennes
Lauréat de l'École de médecine de Rennes
Ancien interne des hôpitaux du Havre

HAVRE

IMPRIMERIE LEMALE ET Cie

3, RUE DE LA BOURSE, 3

1887

DÉDICACE

A mon excellent et très aimé maître, M. le Dr DUMONTPALLIER, médecin des hôpitaux de Paris, je dédie ce modeste livre, faible témoignage d'une reconnaissance inaltérable.

Accueilli avec toute la bienveillance dont il a coutume d'user envers ceux qui recourent à lui, je dus à la seule bonté de son cœur de conquérir pendant un séjour de six mois passés dans son service de la Pitié, son amitié et son estime. Exilé loin du vrai centre des études médicales, par les dures exigences de la vie, je retrouvai toujours en lui, lors de mes retours à Paris, le maître bon et affectueux qui relevait par sa bienveillante amitié et ses précieux conseils mon courage souvent ébranlé par l'éloignement du but et les difficultés du chemin..

Recevez donc, cher et très vénéré maître, l'assurance de ma profonde gratitude, et dites-vous bien que si le temps, lassé de rester sombre pour moi, me ménage quelques satisfactions dans l'avenir, je n'ai pas le droit d'oublier que c'est vous qui l'y avez préparé.

Que M. le professeur Proust nous permette aussi de lui témoigner toute notre reconnaissance pour l'honneur qu'il nous fait en acceptant la présidence de notre thèse. Forcément éloigné de son enseignement si remarquable, et de toutes les sources, où l'on peut puiser les éléments utiles à l'étude d'un si vaste sujet notre travail s'en ressentira sans doute. Et ce n'est pas sans une grande défiance que nous avons entrepris cette étude, qui pourrait être intéressante, si elle était traitée avec plus d'autorité et de perfection.

Aussi espérons-nous que nos juges, tenant plus de compte de notre bonne volonté que de la valeur de notre travail, l'accueilleront avec bienveillance. Leur indulgence excusera l'inexpérience de l'auteur et les imperfections de l'ouvrage.

Nous manquerions à une partie de notre devoir si nous ne disions pas ici que le souvenir de nos maîtres de l'Ecole de Rennes est vivant dans notre mémoire, et si nous n'adressions aux médecins des hôpitaux du Havre, nos chefs de service depuis plus de quatre ans, l'expression de toute notre sympathie et de notre entier dévouement, en les remerciant des marques d'estime et d'amitié qu'il ne nous ont pas ménagées.

Je dois remercier aussi MM. les membres de la commission administrative des hôpitaux des nombreuses marques d'intérêt qu'ils m'ont données pendant mon séjour dans les hôpitaux du Havre.

J'aurai fini d'accomplir mon devoir en profitant de cette circonstance pour rappeler aux *miens* et à mes *amis* que je n'oublie pas, et que le souvenir des services rendus reste gravé dans mon cœur avec la conscience des obligations qui en découlent.

CONTRIBUTION A L'ÉTUDE DE L'HYGIÈNE DES GRANDES VILLES

LA DIPHTHÉRIE AU HAVRE

SA DISSÉMINATION — SES CAUSES — MOYENS DE LES COMBATTRE

> Celui qui n'écrit que pour satisfaire à un devoir dont il ne peut se dispenser, à une obligation qui lui est imposée, a sans doute de grands droits à l'indulgence de ses lecteurs.
>
> LABRUYÈRE.

INTRODUCTION

Généralités sur le rôle de l'hygiène dans les maladies contagieuses. — Notre sujet.

Frédéric Hoffmann, au dire de Lepecq de la Clôture, médecin à Rouen vers 1776, adjurait les médecins « d'être très soigneux « et très exacts à ramasser les histoires des maladies épidémi- « ques, dont ils pourraient être les témoins, et de remarquer « chacun dans leur pays la disposition présente et précédente « des saisons, l'état des vents, les variations du baromètre et « du thermomètre et de ramasser dans chaque histoire tout ce « qui est nécessaire pour la rendre entière et complète, et d'y « joindre conséquemment la méthode qu'ils auront suivie dans « le traitement et l'événement de la maladie ».

C'était là un plan grandiose, qu'il eût été impossible à Lepecq de remplir, bien qu'il s'en inspirât, qui actuellement encore est loin d'être complètement rempli. Cette proposition nous paraît en effet résumer en quelques lignes les principales aspirations de l'hygiène publique et privée à notre époque. C'est l'avenir de la médecine, aidée par les économistes, de mener à bien un problème aussi vaste, mais dont la solution est si intéressante et si utile, puisque de documents semblables doivent sortir les moyens de combattre les nombreuses maladies épidémiques qui désolent l'univers tout entier.

Déjà les sociétés médicales modernes, déjà quelques gouvernements, et plus spécialement plusieurs administrations locales dans ceux-ci, rassemblent de nombreux éléments de statistique qui, s'ils ne donnent actuellement que des résultats provisoires et insuffisants, promettent pour l'avenir de grands bienfaits à l'humanité.

Ce sera la gloire de notre fin de siècle d'avoir à maintes reprises, à toutes les fois qu'une occasion s'en présente, provoqué ces grandes assises, ces importantes consultations d'hygiène, tantôt nationales, tantôt internationales, qui siègent pour le plus grand bien de l'humanité, étudiant soigneusement la marche et l'extension des terribles fléaux, qui nous menacent sans cesse, cherchant quelle barrière il convient d'opposer à chacune de toutes ces maladies épidémiques dont les ravages sont quelquefois épouvantables. Elles sont en effet nombreuses, ces causes puissantes de la mortalité dans tous les pays ; les unes spéciales à une seule contrée, ne vivant bien que là, comme la fièvre jaune au Brésil ou aux Antilles, mais susceptibles néanmoins d'être transportées dans un autre milieu, d'y faire de nombreuses victimes, pour disparaître ensuite épuisées elles-mêmes, d'autres prenant un caractère de diffusion plus grande et qui, après avoir sommeillé, en quelque sorte confinées dans un point, n'attendent qu'une occasion pour s'étendre et prendre presqu'un caractère universel. Elles sont nombreuses, avons-nous dit ; à quoi bon les énumérer toutes :

le choléra, la fièvre jaune parmi les maladies exotiques; les fièvres éruptives, la variole, la rougeole, la scarlatine, qui nous touchent de plus près, la fièvre typhoïde qui dans ces derniers temps vient de faire tant de victimes au Havre et dans les campagnes environnantes, la diphthérie à peu près inconnue ou rare en France et même en Europe, il y a moins d'un siècle, devenue aujourd'hui une maladie vulgaire et pandémique et l'une des causes les plus terribles de la mortalité dans l'enfance. Et encore elles ne constituent qu'une petite partie de l'hygiène.

Vaste est donc le programme, que se sont tracé toutes les personnes qui s'intéressent à la santé publique et ont à cœur le bien être de l'humanité toute entière. Aussi, est-il loin encore d'être rempli, malgré la grande quantité de bonnes volontés qui s'usent à ce travail. Ce ne peut être l'œuvre ni d'un seul jour, ni d'une seule année, ni d'un homme, ni d'une école. Ce n'est pas seulement la tâche du médecin, mais celle de tout individu ayant à charge ou à cœur le bien être matériel et moral de ses semblables. Tâche noble entre toutes, puisqu'elle a pour objet la prolongation et l'amélioration de la vie d'êtres humains.

Elle a été comprise, d'ailleurs, l'importance de cette tâche et ce ne sont plus maintenant les sociétés médicales, ce ne sont plus uniquement les gouvernements agissant dans l'intérêt commun,qui entreprennent la lutte contre les épidémies. De toutes parts en Europe et dans tout l'univers, les administrations locales unissent leurs efforts à ceux des gouvernements, pour mettre partout entrave aux fléaux épidémiques qui viennent s'ajouter aux maladies communes dont nous avons déjà assez à souffrir.

L'une des premières à entendre ce cri d'alarme contre les épidémies, plus spécialement menacée d'ailleurs grâce à son importance commerciale et maritime, par les fléaux épidémiques d'origine exotique, la ville du Havre créait en 1879 un Bureau municipal d'hygiène, belle institution dont la mission est de disputer les concitoyens à la mort.

Ce sera un honneur pour notre cité, d'avoir la première introduit en France cette utile institution, qui fonctionnait déjà en Angleterre depuis plus de trente ans et dont plusieurs autres villes étrangères, parmi lesquelles nous citerons Bruxelles et Turin avaient déjà obtenu d'excellents résultats.

Par un arrêté en date du 24 juin 1879, le Conseil municipal du Havre créait le Bureau d'hygiène avec des attributions très étendues mais encore insuffisantes. Il a pour mission de centraliser et de mettre en ordre tous les documents relatifs aux naissances, aux mariages et aux décès, intéressants au point de vue de la santé publique et de la démographie, et d'en déduire des statistiques hebdomadaires, mensuelles et annuelles, qui permettent de tirer des conclusions utiles à combattre la mortalité dans la cité. Il recueille, en outre, tous les documents fournis par les médecins de la ville et des hôpitaux sur les cas de maladies revêtant un caractère épidémique ou contagieux et constituant une menace pour la santé publique. Ces renseignements sont transmis à l'Administration municipale. On note chaque jour sur un plan de la ville, à l'aide de signes de couleurs différentes pour chaque maladie contagieuse et épidémique les points où se sont produits les cas signalés. Les médecins attachés au bureau d'hygiène surveillent, chacun dans le quartier qui lui est confié, l'exécution des mesures d'assainissement prises par l'Administration. Ils donnent aux familles les conseils utiles, relatifs à l'isolement des malades, à la désinfection des déjections, des vêtements souillés et des logements, et signalent à l'Administration les indigents auxquels il convient de délivrer gratuitement les matières désinfectantes. Les mêmes médecins veillent à l'hygiène scolaire, pratiquent les vaccinations, etc. Nous avons tenu, dès maintenant à citer cette utile création pour bien faire voir que si l'état hygiénique du Havre laisse encore à désirer, il ne dépend pas des médecins qu'il en soit autrement et que l'administration elle-même est entrée dans la voie tracée par le vaste programme dont nous parlions tout à l'heure.

A côté du Bureau municipal d'hygiène, institution officielle, a de plus pris place une société de médecine publique et d'hygiène, composée aujourd'hui de plus de 80 membres actifs appartenant à toutes les classes instruites de la société, et d'une centaine de membres honoraires, société libre et ouverte, dont le but est d'étudier et de vulgariser toutes les questions afférentes à la salubrité publique, à la santé et au bien-être de l'individu et de la collectivité sociale. Il n'est pas douteux que cette institution soit appelée à produire d'excellents résultats, profitables non seulement à ses membres, mais à la population tout entière. Rien de plus propre en effet à faire entrer par la persuasion dans l'esprit des masses les moins instruites, la notion des mesures préservatrices qui doivent être prises par chacun dans l'intérêt de la santé publique, que l'influenec de personnes instruites et dévouées à leurs concitoyens et qui se consacrent à la solution du grand problème du bien être collectif, avec une entière indépendance.

Mais ce programme est si étendu, qu'il doit être divisé, si l'on veut le mener à bien. Chaque hygiéniste, chaque économiste, devrait s'attacher à en étudier une des parties à un point de vue spécial, apporter les résultats de son expérience et indiquer d'après eux, les moyens d'empêcher les causes de l'extension de la mortalité, et de favoriser leur diminution, sinon leur disparition. Ce sera ensuite par la réunion de chaque travail particulier qu'il sera permis à un congrès futur de porter des conclusions plus générales dont chaque pays pourra tirer d'utiles instructions.

De toutes les questions se rattachant à cet ordre d'idées, l'étude de la diphthérie n'est pas la moins importante et c'est très certainement l'une de celles qui ont le plus préoccupé ces dernières années, non seulement le monde médical, mais l'opinion publique toute entière. Cette maladie qu'on pourrait appeler *nouvelle*, tant il en était peu question il y a cinquante ans, s'est aujourd'hui tellement répandue, que le Dr Worms (de Paris) ne craignait pas, au congrès d'hygiène international de 1878 de la qualifier de *peste universelle,* peste qui est une cause de mortalité si grande, surtout pour les enfants de deux à cinq ans, c'est-à-dire pour une génération appelée à vivre.

Aussi considérait-il comme un devoir pour le congrès d'hygiène à venir de se préoccuper d'une question qui intéresse à un si haut point la génération actuelle. Il attirait surtout l'attention sur l'étude de l'extension de cette maladie et, bien entendu sur les moyens de lui opposer une barrière efficace. Il adjurait chacun en particulier de recueillir des documents, de rechercher les moyens d'arrêter, ou du moins d'atténuer l'extension de ce fléau dont il retraçait en quelques lignes, dans un tableau bref, mais effrayant, les ravages, non seulement en France, mais dans l'Europe toute entière.

Cet appel à la division du travail méritait certes d'être entendu. Aussi, chaque jour voit paraître de nouveaux documents concernant les points spéciaux de l'étude de chacune des différentes maladies contagieuses et épidémiques. Ce sont d'abord les congrès qui se réunissent pour traiter souvent d'un seul point relatif à certaines maladies épidémiques. Tel, par exemple, le congrès national réuni le mois d'août dernier au Havre, sur l'initiative de MM. les Drs Gibert et Launay, dans le but de s'occuper d'une manière pour ainsi dire exclusive d'un seul point de la prophylaxie des maladies épidémiques exotiques, le rôle du médecin embarqué à bord des paquebots porteurs de nombreux voyageurs. Ce sont, ensuite, les travaux personnels relatifs, les uns à la marche, les autres aux causes, les autres au traitement de telle ou telle maladie épidémique.

C'est ainsi que j'ai sous les yeux l'important travail du Dr Lancry sur la contagion de la diphthérie et sur sa prophylaxie seulement dans les hôpitaux de Paris; c'est ainsi qu'un autre docteur, M. Renault étudie cette même affection dans ses rapports avec la rougeole; et j'en pourrais citer beaucoup d'autres encore et de plus importants.

Nous avons voulu essayer d'apporter notre léger tribut à cette importante question de la conservation des individus, qui préoccupe aujourd'hui tout ce qu'il y a d'instruit dans le monde et nous pensons faire œuvre louable en cueillant parmi les grandes choses que l'hygiène a déjà faites au Havre les éléments de notre thèse inaugurale. Nous n'avons point d'ailleurs l'intention de comparer notre œuvre aux importantes publications qui paraissent chaque jour sur les différentes parties de ce sujet. Notre but est plus humble et c'est seulement pour obéir à une obligation imposée que nous osons aborder la publication de ce modeste travail.

Il eut été d'un très grand intérêt de faire l'histoire toute entière de ce que la médecine publique et l'hygiène ont déjà fait dans notre cité depuis que l'étude des questions relatives à la sauvegarde de la santé publique s'est emparée, non seulement des savants, mais aussi de l'opinion. Mais un travail aussi étendu aurait très certainement dépassé de beaucoup les limites de nos faibles forces et nous avons pensé qu'il était de notre devoir de restreindre autant que possible le cadre de notre étude, qui, d'ailleurs sera toujours trop vaste pour qu'il nous soit possible de le remplir avec une autorité suffisante.

Nous nous proposons donc seulement de faire une étude bien incomplète encore et surtout trop générale de l'extension de la diphthérie au Havre, depuis qu'elle y est apparue jusqu'au moment où nous écrivons ces lignes, c'est-à-dire au 1er octobre 1887. Il eut été important dans cette étude de ne pas rester dans une statistique vague et n'ayant en vue que la dissémination générale dans les différents quartiers de la ville, mais de prendre le plus souvent possible, les épidémies à leur début et dans leurs premiers foyers, puis alors de les suivre pas à pas et pour ainsi dire de maison en maison, travail long et très instructif mais pour lequel nous manquons en ce moment des éléments nécessaires, si tant est qu'ils puissent être recueillis d'une façon suffisante. Nous essayerons néanmoins, aussi souvent que nous le pourrons de rendre compte de la persistance de certains foyers qui restent toujours les mêmes, et de la diffusion de ceux-ci dans d'autres points, a toutes les fois que la filière suivie nous apparaîtra évidente.

Après avoir parlé de la dissémination de la diphthérie et de ses épidémies au Havre, nous rechercherons, quelles sont, entre ses causes, celles dont l'action nous paraît se faire le plus sentir au milieu de notre population et par quels moyens il convient de les combattre.

Parmi ces causes la plus générale est l'insalubrité des milieux, cause commune, disons-le tout de suite, à presque toutes les maladies, mais que nous croyons assez liée à notre sujet pour nous trouver excusé d'en traiter avec quelque développement. Si l'on veut bien, en effet, remarquer que la diphthérie aussi bien que la fièvre typhoïde disparaît, ou tout au moins diminue dans toutes les villes assainies, on nous permettra de penser qu'il n'est pas déplacé d'attacher quelque importance à ce sujet tout en faisant observer son caractère de prophylaxie sociale générale.

Nous dirons quels moyens nous paraissent convenables pour diminuer ou faire disparaître toutes les causes d'insalubrité non seulement de la rue mais encore des habitations. A propos de l'hygiène des maisons, nous aurons l'occasion, après avoir parlé brièvement des moyens généraux d'assainissement, de critiquer certains systèmes de logements qui, pour n'être pas spéciaux au Havre, y sont assez fréquents, je veux parler des casernements, non pas des casernes d'adultes célibataires, comme les casernes militaires, mais des casernements de famille, comme la caserne des Douanes, la caserne de Pompiers. Nous nous élèverons contre ces familistères, qui sont, non seulement un terrain préparé pour l'évolution de tous les germes des maladies, mais encore un milieu de promiscuité déplorable aussi contraire à la saine morale qu'à la santé. Mais ces mesures hygiéniques générales, qui, bien prises, permettront sans doute de restreindre le champ et l'action des épidémies qui sûrement, par conséquent, auront pour résultat la diminution de la diphthérie, n'arriveront pas seules à la supprimer. Il restera à combattre plus directement le fléau égyptiac tant que le germe n'en aura pas été détruit dans notre cité. Les médecins et l'Assistance publique auront donc à continuer leur œuvre, qui n'est pas seulement de soulager et de guérir les malades, mais encore, et c'est le mieux, de prévenir la contagion. Il faudra voir comment il convient de s'opposer à l'évolution et à la dissémination du germe diphthéritique lui-même, et comment, après avoir fait tout ce qu'il est nécessaire pour le détruire dans chacun de ses foyers, en empêcher le retour. Ce sera le lieu de nous demander s'il ne serait pas utile d'étendre les attributions et le pouvoir du Bureau d'hygiène, et quelles sont les améliorations susceptibles d'être apportées dans cette importante branche de l'administration municipale, j'ai nommé l'Assistance publique. Ces points comprendront l'étude de la prophylaxie sociale tant en ville qu'à l'hôpital et les moyens de préserver des atteintes du mal, la famille et les personnes qui donneront leurs soins à un enfant frappé par le fléau, c'est-à-dire les mesures de prophylaxie domestique. Nous terminerons en essayant de formuler le traitement thérapeutique qui nous a paru le plus convenable, d'après ce que notre courte expérience a pu nous enseigner.

Nous serons heureux si, malgré les imperfections de notre travail, nous avons pu réunir un ensemble de faits qui portent avec eux quelque enseignement et puissent contribuer, d'une façon, quelque minime qu'elle soit, à la conservation et à la prolongation de la vie d'un seul de ces petits êtres, qui sont l'avenir de la patrie, les fleurs de la nation, comme on les a appelés.

Nous n'énumérerons pas ici tous les ouvrages que nous avons consultés, pour arriver à rassembler les documents qui nous ont servi à édifier notre travail.

Très nombreuses en effet sont les sources auxquelles nous en avons puisé les éléments, et nous aurions manqué au plus élémentaire des devoirs en n'en parlant pas. Aussi citerons-nous le plus souvent dans le texte, les auteurs dont nous nous serons inspirés, et de peur qu'il ne se soit produit quelque oubli, nous réunirons à la fin, dans un Index bibliographique, les noms des auteurs et des ouvrages auxquels nous devons le plus. En les remerciant, dès maintenant, nous prions les auteurs, si parfois nous les reproduisons presque textuellement, sans en prévenir, de ne pas nous en faire un crime. En outre de ce que nous l'aurons, dans ces cas, fait inconsciemment et par réminiscence, nous aurions encore pour excuse qu'il est des expressions si simples qu'il n'est pas possible de les rendre bien en deux façons et qu'il ne serait peut-être pas très juste de vouloir forcer un auteur inexpérimenté à moins bien rendre une idée pour s'éloigner de ceux qui ont saisi la seule bonne manière de l'exprimer.

PREMIÈRE PARTIE

HISTOIRE DE L'EXTENSION DE LA DIPHTHÉRIE AU HAVRE

CHAPITRE PREMIER

La Diphthérie au Havre avant 1880. Vue générale.

A peine connue au Havre, il y a trente ans, la diphthérie y a fait depuis cette époque des progrès continus et effrayants. Exclusive, ou à peu près, autrefois, à l'ancienne commune de Graville, actuellement la première section du canton Est du Havre, elle l'a depuis longtemps dépassé et si ce canton est resté le principal foyer épidémique et pour ainsi dire le centre d'où paraissent partir, presque tous les ans, les poussées qui envahissent successivement les différents quartiers de la ville, aujourd'hui, la dissémination est générale, et plusieurs autres points sont également passés à l'état de petits foyers épidémiques.

C'est en 1856 que, pour la première fois, le Dr Lecadre, médecin des épidémies pour l'arrondissement du Havre, signalait au Préfet son apparition. L'année suivante, il en signalait encore deux ou trois cas isolés, mais pour l'arrondissement tout entier. Dans aucun point encore la maladie n'avait pris le caractère d'endémicité.

A partir de cette époque, l'affection prenait peu à peu une marche progressive, s'étendait de plus en plus et finissait par se fixer endémiquement dans certains quartiers qui, sans doute, se prêtaient mieux à son évolution et à la conservation à l'état latent, mais actif de l'élément contagieux. Le quartier de Graville fut un des premiers à fixer le fléau, triste privilège qu'il conserve encore et ne paraît pas près d'abandonner.

En 1876, le nombre des décès de diphthéritiques atteignait 56, et à partir de ce moment, la progression a été constante. Pas un mois ne se passe sans entraîner quelques victimes, pas un quartier ne manque de fournir un élément au redoutable fléau.

En 1880, 86 décès par diphthérie venaient surcharger la mortalité générale. Cent cinquante-deux malades mouraient de cette affection en 1881 ; 1882 en emportait 176. Heureusement, le Bureau d'hygiène venait d'être créé en 1879, et ses heureux effets ne devaient pas tarder à se faire sentir. Dès 1883, le nombre des décès, par la diphthérie, descendait à 112, à 105 en 1884, et depuis ce temps, la progression continue à être décroissante et tout permet d'espérer qu'en continuant la lutte et qu'en créant de nouvelles armes contre le fléau, on arrivera à faire disparaître au moins les foyers d'infection en tant que centres d'endémie et, peut-être, la maladie toute entière.

Tel est en quelques mots le résumé de la marche de la diphthérie au Havre depuis son apparition jusqu'à ce jour, mais, il ne nous paraît pas suffisant de nous en tenir à cette courte analyse, et nous pensons qu'il serait intéressant de présenter, année par année le tableau de la marche de cette maladie dans notre cité, au moins pendant les 7 dernières années.

Il n'entre pas dans notre pensée de suivre la marche du fléau de maison en maison, ni même complètement d'une rue à une autre ou de quartier à quartier. Cette étude serait des plus intéressantes mais les documents et les renseignements dont nous avons pu disposer seraient complètement insuffisants pour édifier un tel travail. Les statistiques dont nous disposons sont encore trop récentes et trop incomplètes pour atteindre ce résultat. Nous nous contenterons de tâcher de faire voir par quelques chiffres ce qu'est devenue au Havre la diphthérie pendant la période dont nous parlons.

Grâce au Bureau d'hygiène, nous croyons pouvoir donner pour les trois dernières années écoulées, le nombre approximatif des cas de diphthérie qui se sont produits au Havre et le chiffre exact des décès qui en sont résultés. Des bulletins démographiques, bien compris et bien faits, nous permettront d'atteindre ce but.

Moins complets, mais encore intéressants, je crois, seront nos renseignements pour les cinq années antérieures de 1880 à 1884. Les médecins de la ville et les familles n'ayant pas encore pris l'habitude de venir déclarer au Bureau d'hygiène les cas de maladies épidémiques et contagieuses qui se produisaient en ville, celui-ci n'a pas cru devoir noter les trop rares déclarations faites jusqu'à cette époque, n'y trouvant pas un élément de statistique suffisant et pensant, sans doute, qu'il ne pourrait être qu'une cause d'erreur ou de fausse appréciation de la situation. Nous nous contenterons donc pour cette période de constater le chiffre des décès par mois et par canton. Ces chiffres nous paraissent, d'ailleurs instructifs et nous semblent suffire pour juger déjà avec assez d'exactitude du progrès du mal, de sa marche et de sa gravité.

Dans les lignes précédentes, nous avons déjà cité comme ayant le triste privilège de l'épidémie diphthérique, le quartier de Graville; comme il nous arrivera souvent de désigner par le nom du quartier les différents points de la ville, il nous paraît utile de donner, dans le moins de mots possible sa division en cantons et en sections, en citant les noms des quartiers les plus importants dans chacun d'eux. La ville est divisée en trois cantons Nord, Est, Sud, qui se subdivisent chacun en deux sections.

Le quartier d'Ingouville composé spécialement de la Côte, la partie du Havre la mieux située et la plus saine, et une très petite partie du Perrey, située entre le boulevard de Strasbourg et la rue Frédéric-Bellanger, partie plus malsaine parce qu'elle est formée de terrains d'alluvions et qui en plusieurs endroits sont plus bas que le niveau de la marée haute, forment la 1re section du canton Nord. La 2e section est constituée par la partie de la basse ville située entre les rues Thiers et Lesueur et formée également de terrains d'alluvions, assez difficiles à assainir, surtout au nord du boulevard de Strasbourg.

La 1re section du canton Sud est formée par la plus grande partie du Perrey, vieux quartier à cheval sur la barrière de galets qui a favorisé la formation des alluvions sur lesquelles est construite toute la ville basse, et par le quartier Notre-Dame situé à l'ouest de la rue de Paris, terrain alluvionnaire sujet aux infections par suite du refoulement des eaux d'égouts par les hautes marées. La 2e section comprend l'autre partie du quartier Notre-Dame située à l'Est de la rue de Paris, de même constitution géologique que la précédente. Elle comprend également le quartier Saint-François, île basse entourée par les bassins et inondée toutes les fois que les marées sont un peu fortes.

Enfin le canton Est est formé par l'ancienne commune de Graville, foyer le plus sérieux de la diphthérie; c'est la 1re section. La 2e section de ce canton comprend l'ancien quartier de l'Eure dont les limites s'étendent jusqu'au canal de Tancarville.

Ces trois cantons, bien que de superficie habitable différente, ont une population respective à peu près égale. C'est le moins étendu en superficie qui a la population la plus nombreuse. Le canton Sud a en effet une population qui atteint le chiffre de 37,945 habitants, tandis que le canton Est n'a que 35,341 et le canton Nord 35,915 habitants, donnant un total de 109,119 habitants auxquels il convient d'ajouter la population flottante égale à 2,875 (recensement de 1885).

Nous voyons que la population recensée de 1885 est de 112,074 habitants. Le Havre est donc une grande ville, mais c'est une ville de formation récente et rapide et il est curieux de faire remarquer quelle progression la population a suivi depuis une vingtaine d'années. Pas une période de cinq ans ne s'est passée sans voir le nombre des habitants s'accroître d'au moins 6,000.

Le Havre, en effet, qui était en 1867 une ville de 74,900 habitants, atteignait le chiffre de 86,875 habitants en 1872, 92,068 habitants en 1876, 105,867 en 1881, et enfin comme nous venons de le dire, le recensement de 1885 accusait une augmentation de 6,204 personnes. Ajoutons que cette augmentation, de la population est due surtout à l'immigration de la classe ouvrière, qui vient demander à la ville le travail destiné à la faire vivre. Il est à peine besoin de dire que cette population pauvre a dû se loger dans les quartiers les plus pauvres, les plus sales et les plus mal bâtis et que c'est grâce à elle que les quartiers les moins étendus ont une population plus dense. On ne sera donc plus surpris que la basse ville est la partie la plus éprouvée par la diphthérie. Cet encombrement dans les quartiers pauvres n'est, en effet, pas fait pour en diminuer l'insalubrité et aider à l'extinction du mal.

Nous parlerons toujours de la diphthérie en général, la désignation du siège de la maladie n'étant pas faite, le plus souvent, dans les statistiques. Disons cependant que, comme dans tous les pays où l'affection diphthéritique exerce ses ravages, elle éclate au Havre dans le plus grand nombre des cas sous la forme d'angine pharyngée, pour devenir ensuite laryngée et croupale.

Ajoutons qu'au Havre, comme partout ailleurs, c'est surtout l'enfance qui alimente le fléau et que le maximum des cas de diphthérie chez l'adulte n'a jamais dépassé cinq pour cent. L'étude de l'influence du sexe sur la production de la maladie n'a pas une grande importance pour la statistique. Disons d'ailleurs que la moyenne est à peu près la même pour l'un et l'autre sexe.

Nous remarquerons, à mesure que nous avancerons dans l'exposé de nos statistiques, que chacun des trois cantons nous présente quelques parties plus éprouvées, sortes de petits foyers épidémiques, d'où naissent parfois de petits foyers successifs, résultant de l'insuffisance de l'isolement, de l'insouciance et de l'imprudence des populations. Nous ferons remarquer que ces centres endo-épidémiques présentent à peu près toujours une disposition qui permette d'expliquer la conservation à l'état latent, mais en activité du germe de la maladie et de rendre compte de la réapparition du fléau à des intervalles quelquefois assez éloignés.

Ceci posé nous entrons dans l'exposition le plus méthodique possible de nos renseignements statistiques.

CHAPITRE II

La Diphthérie au Havre de 1880 à 1884.

En 1880, il y a eu au Havre 86 décès causés par la diphthérie. Ces décès se sont répartis de la façon suivante entre les trois cantons : 9 dans la 1re section et 7 dans la 2e section du canton Nord, 16 pour tout le canton ; 21 dans le canton Sud, 10 pour la 1re section et 11 pour la 2e, et 49 dans le canton Est, 3 seulement pour la 2e section et 46 pour la 1re, c'est-à-dire pour l'ancienne commune de Graville. De ces décès, 33 se sont produits dans le 1er trimestre, 25 dans le 2e ; 12 dans le 3e et 16 dans le 4e.

En 1881, le premier trimestre donne un total de 40 décès par le croup et la diphthérie ; le 2e, 32 ; le 3e, 34 et le 4e, 36, qui se répartissent : Pour le canton Nord, 1re section, 22 ; 2e section, 18, en tout 40 ; pour le canton Sud 36 dont 22 dans la 1re section et 14 dans la 2e ; pour le canton Est, 66 décès dont 37 dans la section de Graville, et 29 dans la 2e section. Le nombre des décès pour cette année est donc de 142.

L'année 1882 donne 176 décès : 49 dans le 1er trimestre ; 47 dans le 2e ; 36 dans le 3e et 44 dans le 4e. Ce qui donne 20 décès pour la 1re section du canton Nord et 21 pour la 2e section, soit 41 pour tout le canton ; 28 et 15 pour les sections du canton Sud, égalant 53 pour l'ensemble ; enfin 62 pour la 1re et 20 pour la 2e section du canton Est.

En 1883, 112 victimes du mal égyptiac, se répartissant ainsi : 48 décès pour le 1er trimestre ; 28 pour le 2e ; 20 pour le 3e et 16 pour le 4e donnant 26 décès pour le canton Nord, 10 dans la 1re section et 16 dans la 2e. Pour le canton Sud, 36 décès ; 18 pour chaque section, enfin pour le canton Est, 50 morts, dont 36 dans la 1re et 14 dans la 2e section.

En 1884, la mortalité par la diphthérie a été de 105, dont 28 dans le 1er trimestre ; 24, le 2e ; 16, le 3e et 37, le 4e, distribués entre les cantons de la manière suivante : 15 dans la 1re section et 22 dans la 2e, donnant 37 pour le canton Nord ; 24 dans la 1re section et 10 dans la 2e section du canton Sud, soit ensemble 34 ; et, pour le canton Est, 34 également, dont 29 dans la 1re section et 5 dans la 2e.

L'ensemble de la mortalité par la diphthérie a donc été pour cette période de cinq années de 621 décès. Or on se rappelle que la population, d'après le recensement de 1881 était de 105,867 habitants, donnant une mortalité générale moyenne pour cette période de cinq ans égale à 30 pour mille. La maladie de Bretonneau entre donc pour un chiffre de 1,17 pour mille, parmi les causes de la mortalité au Havre. Si l'on réfléchit que la nomenclature des causes générales de décès n'en comporte pas moins de 173, il y a lieu de prendre en considération cette cause de la mortalité. On aura encore de plus fortes raisons de la combattre si on compare son action au Havre avec celle des autres épidémies. Et, en effet, la moyenne des décès causés par les différentes maladies épidémiques au Havre pendant la même période a été de 351,6, donnant, par conséquent, une moyenne de 3,31 pour mille, alors que la moyenne des décès causés par le croup était de 124,2, sur l'ensemble ou 1,17 pour mille, comme je l'ai dit plus haut. Une fois donc sur trois, les décès causés par les maladies épidémiques, le sont par la diphthérie.

Deux maladies, pendant cette période, en 1880, la rougeole, en 1882, la variole ont causé un nombre de décès supérieur à celui des morts par la diphthérie. Nous avons le droit d'en conclure que la maladie diphthéritique est l'une de celles, parmi les épidémiques, que nous devons poursuivre avec le plus d'énergie.

Avant d'apprécier la situation générale du Havre au point de vue de la diphthérie pendant ces cinq années, nous pensons qu'il est bon de résumer ici, dans un tableau récapitulatif, l'ensemble des statistiques que nous venons de donner dans les pages précédentes.

État récapitulatif des décès causés au Havre par la Diphthérie, pendant les années 1880-1881-1882-1883 et 1884.

1° PENDANT CHAQUE TRIMESTRE :

ANNÉES	1er Trimestre	2e Trimestre	3e Trimestre	4e Trimestre	TOTAL ANNUEL
1880	33	25	12	16	86
1881	40	32	34	36	142
1882	49	47	36	44	176
1883	48	28	20	16	112
1884	28	24	16	37	105
TOTAUX...	198	156	118	149	621

2° DANS CHACUNE DES SECTIONS DES TROIS CANTONS :

ANNÉES	CANTON NORD			CANTON SUD			CANTON EST			TOTAL ANNUEL
	1re Sect.	2e Sect.	TOTAL	1re Sect.	2e Sect.	TOTAL	1re Sect.	2e Sect.	TOTAL	
1880......	9	7	16	10	11	21	46	3	49	86
1881......	22	18	40	22	14	36	37	29	66	142
1882......	20	21	41	28	25	53	62	20	82	176
1883......	10	16	26	18	18	36	36	14	50	112
1884......	15	22	37	24	10	34	29	5	34	105
Totaux pour cinq années.	76	84	160	102	78	180	210	71	281	621

Si l'on jette un coup d'œil sur le tableau ci-annexé et que l'on examine le nombre des décès pour ces cinq années, et leur distribution dans les différents quartiers du Havre, il en ressort :

1° Que la diphthérie a régné d'une façon épidémique pendant toute cette période.

2° Que tous les quartiers de la ville ont été plus ou moins touchés, mais que le canton Nord, et plus spécialement la 1re section de ce canton, sont les parties qui ont été les moins éprouvées, que toujours le canton Est et dans celui-ci l'ancienne commune de Graville, en particulier le quartier de la Douane ont le plus à souffrir du mal diphthéritique. Il est à remarquer en effet que le quartier de l'Eure, partie sud de ce canton, a été beaucoup moins atteint. Remarquons pourtant que le chiffre des décès de diphthéritiques qui n'est que de 3 dans cette section en 1880 est monté à 29 en 1881, c'est-à-dire presque autant que dans le quartier de Graville. Il y a évidemment là création d'un nouveau foyer épidémique, dont il serait intéressant de pouvoir rechercher et trouver l'origine.

3° Que pendant ces cinq années, la diphthérie a présenté son maximum d'intensité pendant le 1er trimestre, diminuant un peu le 2e, atteignant son minimum pendant le 3e, et tendant ensuite à augmenter pendant les trois derniers mois de l'année. Redisons que pas un seul mois ne s'est passé sans entraîner quelques victimes et qu'il ressort des statistiques que, d'une manière générale, le mois d'août a toujours été le moins meurtrier et qu'au contraire, le mois de novembre a toujours donné le plus grand nombre de décès, de telle sorte que si nous avions pris plutôt la division par saisons, nous écririons que l'hiver est la saison la plus favorable au développement du fléau, et l'été la plus contraire à son évolution.

Si la diphthérie a ainsi persisté d'une façon endo-épidémique au Havre, ce fait n'est pas isolé et se retrouve dans tous les grands centres de population en Europe. Cet état pandémique du fléau est donc une preuve qu'il mérite qu'on s'en occupe et s'il est déjà consolant de voir que nous ne sommes pas les plus éprouvés, il n'y a pourtant là rien qui puisse nous réjouir. Nous éprouvons néanmoins une douce satisfaction de constater que si la diphthérie a été, à peu près également disséminée dans tous les cantons de notre ville pendant ces cinq années, elle a pourtant, d'une façon générale sensiblement diminué. Nous voyons par exemple que la deuxième section du canton Sud n'a donné en 1884 que 10 décès au lieu de 18 et 25 les deux années précédentes, que, de même, le quartier de l'Eure, quartier envahi en 1880 seulement, année dans laquelle il ne voyait mourir que 3 diphthéritiques a retrouvé à peu près ce chiffre en 1884, pour laquelle année les statistiques donnent 5 décès dans cette section, au lieu de 29 en 1881, 20 en 1882, 14 en 1883, progression déjà descendante continue.

Rappelons-nous que ces deux quartiers sont parmi les plus mal partagés à tous les points de vue de l'hygiène et nous pourrons dire que la lutte engagée contre le fléau donne déjà des résultats.

Si, en effet, la diphthérie n'a pas augmenté pendant cette période, si elle a plutôt diminué pendant les 3 dernières années, tandis qu'elle s'accentue de plus en plus dans la plupart des grandes villes non seulement de l'Europe, mais de l'univers entier, nous avons le droit de penser que les efforts faits par les hygiénistes et les économistes pour combattre la diphthérie et les autres maladies épidémiques au Havre, ne sont pas restés inutiles.

L'isolement des malades, fortement recommandé, mais, hélas, pas toujours encore obtenu, la désinfection et la ventilation faites par les familles et leur médecin lorsqu'elles sont aisées, faites par les soins du Bureau d'hygiène dans les familles pauvres, la destruction du linge et des objets souillés par le malade, ne sont pas étrangers à ce résultat. Nous avons voulu, pour clore cette incomplète étude de la statistique de cinq années, montrer que l'on peut poursuivre avec succès cette maladie pestiférée, comme l'appelaient déjà les anciens, aussi bien que toutes celles qui nous déciment. Mais nous ne saurions trop répéter que l'isolement des malades et la désinfection des linges et des maisons, que la destruction des objets immédiatement souillés, s'ils sont indispensables, ne sont qu'un point de la grande question de la suppression des épidémies, qu'il reste beaucoup à faire et qu'on n'aura jamais fait assez tant qu'on n'aura pas supprimé cette grande cause de mortalité : — l'insalubrité de la ville.

CHAPITRE III

Étude statistique de la Diphthérie au Havre pendant les années 1885, 1886 et l'année 1887, jusqu'au 1er octobre.

Nous venons de dire que pendant la période précédente la diphthérie a régné dans tous les quartiers de la ville sans en épargner un seul, faisant, au même moment, des victimes en des points très éloignés les uns des autres. Nous passons maintenant à l'exposé de l'histoire de la maladie diphthéritique au Havre pendant les années 1885, 1886 et 1887, jusqu'au 1er octobre. Cette étude un peu plus complète que celle des années précédentes et possédant au moins un élément de plus, le nombre des cas signalés, sera sans doute un peu plus intéressante et plus instructive.

Grâce aux progrès réalisés par le Bureau d'hygiène, grâce à la bonne volonté des médecins et des familles auxquelles les bons résultats déjà obtenus les années précédentes ont désillé la vue, à peu près tous les cas de diphthérie survenant au Havre sont déclarés au Bureau d'hygiène, et l'on peut avoir sous les yeux, grâce aux bulletins hebdomadaires, le nombre des malades déclarés et le nombre de ceux qui ont succombé. Ces deux chiffres rapprochés permettront de nous rendre mieux compte et de la marche du fléau et des services rendus par les hygiénistes.

Année 1885. — Dans l'année 1885, 139 cas de diphthérie ont été déclarés au Bureau d'hygiène. Sur ce nombre, il y a eu 96 décès, représentant une mortalité de 68 cas sur 100.

Les 139 cas sont répartis de la manière suivante entre les trois cantons :

Canton Nord	37
Canton Sud	44
Canton Est	48

Il résulte de ces chiffres que la diphthérie se généralise toujours et continue d'attaquer à peu près indifféremment tous les quartiers de la ville.

Il serait long et monotone de décrire la distribution des cas de diphthérie signalés et des décès par mois et par section de canton. Nous n'en entreprendrons pas la description et nous nous contenterons de réunir dans un tableau aussi complet que possible l'état récapitulatif de tous ces faits. Ce tableau nous permettra de juger d'un coup d'œil de la marche du fléau, et des progrès obtenus par l'hygiène dans la lutte qu'elle a entreprise contre lui.

L'année 1885 est donc encore marquée par une diminution dans le nombre des décès qui atteignent seulement le chiffre de 96 au lieu de 105 l'année précédente. Si l'on fait remarquer que la population de la ville qui, en 1881, était de 105,867, va toujours en augmentant d'année en année et qu'en 1885 elle est de 112,074 habitants ; si l'on veut compter de plus, que ce sont les quartiers les moins habitables qui ont le plus augmenté le nombre de leurs habitants, nous avons le droit de dire que la lutte engagée contre le fléau n'a pas été inefficace, et que si le mouvement de rétrogression est lent, il n'en est pas moins assez sensible. Mais la violence du poison diphthéritique est encore trop forte et commande la continuation du combat. Cette lenteur de la progression décroissante du mal, nous dit que les médecins hygiénistes ne doivent pas être seuls à agir. On ne saurait trop rappeler aux Administrations locales, aux économistes, à tous ceux qui s'intéressent au bien-être de chacun qu'ils doivent joindre leurs efforts à ceux des médecins et ne

État récapitulatif des cas de Diphthérie signalés au Bureau d'hygiène du Havre, pendant l'année 1885, et des décès causés par le fléau pendant la même année.

MOIS	CANTON NORD		CANTON EST		CANTON SUD		CAS déclarés	DÉCÈS
	1re Section	2e Section	1re Section	2e Section	1re Section	2e Section		
Janvier	2	5	1	»	»	1	9	9
Février	3	1	3	»	7	1	15	13
Mars	2	6	5	1	5	»	19	21
1er TRIMESTRE	7	12	9	1	12	2	43	43
Avril	4	3	8	»	7	»	26	8
Mai	4	3	3	1	5	»	16	10
Juin	3	»	1	1	3	»	8	6
2e TRIMESTRE	11	6	12	2	15	»	46	24
Juillet	5	1	»	1	4	»	11	6
Août	1	»	1	2	2	»	5	9
Septembre	1	4	»	2	1	»	9	2
3e TRIMESTRE	7	5	1	5	7	»	25	17
Octobre	1	2	»	»	3	»	6	4
Novembre	»	1	»	1	»	»	2	1
Décembre	3	3	3	»	8	»	17	7
4e TRIMESTRE	4	6	3	1	11	»	25	12
1er Semestre	18	18	21	3	27	2	89	67
2e Semestre	11	11	4	6	18	»	50	29
Totaux de l'année	29	29	25	9	45	2	139	96

Population	36.873 hab.	38.902 hab.	36.299 h.	112.074 habit.
Mortalité générale				29,16 pour 1000
Mortalité épidémique				2,42 d°
Mortalité diphthéritique				0,80 d°

rien négliger de ce qu'il est utile de faire pour hâter la disparition de cette peste nouvelle.

Année 1886. — L'année 1886 nous donne les mêmes enseignements. Nous allons voir encore la mortalité diphthéritique diminuer, ainsi que le nombre des cas de la maladie signalés. 119 cas de la maladie de Bretonneau sont, en effet déclarés au Bureau d'hygiène, et sur ce nombre, 91 décès viennent s'ajouter à la mortalité générale. Au lieu de 139 cas signalés et 96 décès l'année précédente. La mortalité par les épidémies ayant été de 2,10 pour mille, nous retrouvons encore la diphthérie comme cause épidémique la plus importante des décès, puisqu'elle entre pour 0,80 pour mille, c'est-à-dire pour près d'un tiers, proportion à peu près la même que l'année précédente.

Le tableau suivant résumera la marche et la distribution de la diphthérie pendant cette année.

Cette année aussi, la diphthérie a encore exercé ses ravages surtout dans le quartier de Graville et en particulier dans la caserne des Douanes et dans les rues environnantes. Sur 119 cas déclarés, en effet, 67 appartiennent à ce quartier, c'est-à-dire, un peu plus de la moitié. Un peu plus de la moitié aussi des décès appartient à cette section. Sur 91 cas de mort par diphthérie, 50 ont succombé dans le quartier de Graville. En revanche, dans le même canton le quartier de l'Eure continue à être très peu éprouvé, et la maladie paraît être réduite dans ce point à l'état sporadique. Cinq cas de diphthérie pour toute cette année et qui se sont produits à des intervalles de temps et de lieux assez éloignés. Il paraît donc résulter que sur cette partie de la commune du Havre le foyer tend à s'éteindre, et l'état endémique à disparaître.

C'est encore aux pratiques de désinfection des maisons contaminées, que l'on peut rapporter ces excellents résultats et nous pouvons déjà dire qu'au point de vue de la protection domestique, cette désinfection très sérieuse de toutes les pièces où le mal a sévi est la chose importante. Une maison contaminée

État récapitulatif des cas de Diphthérie signalés au Bureau d'hygiène du Havre pendant l'année 1886 et des décès causés par le fléau pendant la même année.

MOIS	CANTON NORD		CANTON SUD		CANTON EST		CAS déclarés	DÉCÈS
	1re Section	2e Section	1re Section	2e Section	1re Section	2e Section		
Janvier	»	2	»	»	2	2	6	8
Février	»	2	1	1	9	»	13	15
Mars	1	2	3	2	7	1	16	9
1er TRIMESTRE	1	6	4	3	18	3	35	32
Avril	»	2	»	4	9	1	16	15
Mai	2	2	1	1	7	»	13	9
Juin	2	»	2	»	12	»	16	5
2e TRIMESTRE	4	4	3	5	28	1	45	29
Juillet	»	1	»	1	4	1	7	3
Août	1	1	2	»	4	»	8	5
Septembre	1	»	2	1	1	»	5	6
3e TRIMESTRE	2	2	4	2	9	1	20	14
Octobre	»	1	»	»	4	1	6	4
Novembre	2	»	»	»	3	»	5	5
Décembre	3	»	1	»	4	»	8	7
4e TRIMESTRE	5	1	1	»	11	1	19	16
1er Semestre	5	10	7	8	46	4	80	61
2e Semestre	7	3	5	2	20	2	39	30
Totaux de l'année	12	13	12	10	66	6	119	91

Population. . . . 36.873 hab. 38.902 hab. 36.299 h. 112.074 habit.

Mortalité générale. . . . . 29,4 pour 1000

Mortalité épidémique. . . . . 2,10 d°

Mortalité diphthéritique. . . . . 0,80 d°

par la diphthérie est plus dangereuse que le malade lui-même.

Si l'on ajoute que l'administration écoute quelquefois les conseils des médecins relatifs à l'amélioration de certains quartiers et que, d'un autre côté, elle paraît entrer, d'année en année, dans la voie des réformes générales, qui s'imposent pour arriver à l'assainissement le plus complet possible de la ville, on a lieu de penser que les mesures déjà prises sont venues ajouter leur action à celle, plus spéciale, des mesures prises par les médecins hygiénistes. Nous avons déjà dit, et nous le répétons encore, que la diphthérie a, en effet, cela de commun avec la fièvre typhoïde, c'est qu'elle diminue à mesure que les villes s'assainissent.

Année 1887. — Nous arrivons maintenant à l'étude du fléau pour la présente année. Notre statistique s'arrêtera au 1er octobre et comprendra les trois trimestres écoulés. Cette année encore le nombre de cas de diphthérie signalés et le nombre des décès qu'elle a causés diminuent d'une façon fort sensible.

Pendant ces neuf mois, en effet, 44 cas seulement de diphthérie ont été déclarés au Bureau d'hygiène, au lieu de 100 cas qui ont marqué la période correspondante de l'année dernière, 40 décès diphthéritiques, dont quelques-uns du mois de janvier se sont produits chez des malades du mois de décembre précédent, ont été la suite de la maladie, tandis que les neuf premiers mois de l'année 1886 ont à leur actif 75 décès causés par le mal égyptiac.

Nous réunissons d'ailleurs, dans le tableau ci-dessous, l'état récapitulatif de tous ces cas, comme nous l'avons fait pour les années précédentes.

Il ressort de ce tableau que la rétrogression du mal s'accentue de plus en plus, puisque le nombre des cas de diphthérie déclarés est de plus de moitié moindre que celui de l'année précédente pour une égale période. Mais une chose doit encore nous attrister, c'est que la gravité du mal paraît avoir été plus

État récapitulatif des cas de Diphtérie signalés au Bureau d'hygiène du Havre pendant les neuf premiers mois de l'année 1887 et des décès causés par le fléau pendant cette même période.

MOIS	CANTON NORD		CANTON SUD		CANTON EST		CAS déclarés	DÉCÈS
	1re Section	2e Section	1re Section	2e Section	1re Section	2e Section		
Janvier..........	3	1	3	1	»	»	8	9
Février..........	»	»	1	»	»	»	1	7
Mars............	1	»	1	»	2	»	4	4
1er TRIMESTRE..	4	1	5	1	2	»	13	21
Avril...........	1	»	»	»	1	»	2	4
Mai............	»	2	»	1	1	»	4	5
Juin............	2	2	3	»	»	»	7	2
2e TRIMESTRE...	3	6	3	1	2	»	13	11
Juillet..........	3	4	2	»	»	»	9	2
Août...........	4	1	1	»	»	1	7	4
Septembre.......	»	2	1	»	1	1	5	1
3e TRIMESTRE...	7	7	4	»	1	2	21	7
Totaux des trimestres..	14	14	12	2	5	2	47	39

Population . . . . 36.873 hab. 38.902 hab. 36.299 hab. 112.074 h'
Mortalité générale. . . . . 29,4 pour 1000
Mortalité épidémique . . . . 3,97 d°
Mortalité diphthéritique. . . . . 0,34 d°

grande relativement, puisque la mortalité a été de 8,3 malades sur 10, au lieu de 7,5 sur 10 individus atteints en 1886. Ce fait nous rappelle combien est terrible ce fléau et combien il mérite qu'on s'y attaque. Mais quelle n'est pas en revanche l'éloquence du chiffre des cas déclarés ; 47 cas de diphthérie en 1887, au lieu de 100 en 1886, pendant une période de neuf mois. N'est-ce pas là une preuve frappante que les efforts faits par les médecins et les hygiénistes ont porté un rude coup à la maladie de Bretonneau dans notre cité et ne sommes-nous pas en droit de répéter encore que la plus grande partie de ce qu'il reste à faire incombe actuellement aux économistes et aux administrateurs. Qu'ils veuillent donc, comme nous le leur demanderons tout à l'heure, faire les efforts nécessaires et les réformes utiles, qu'ils ne se retranchent que le moins possible derrière les nécessités budgétaires et se rappellent que les vies des individus épargnés suffiront amplement à payer les dépenses faites pour leur conservation. La santé des citoyens est de l'argent comptant pour la métropole. Nous n'aurions pas à déplorer actuellement cette autre épidémie, la fièvre typhoïde qui, depuis plusieurs mois exerce ses ravages parmi nos concitoyens et menace de ne pas s'arrêter de sitôt, si toutes les mesures commandées par l'expérience avaient été prises à temps. Et n'est-ce pas aussi, peut-être, ce défaut de nettoyage et de propreté, à qui il convient d'attribuer la gravité nécrologique de la diphthérie cette année ? Comment, en effet, triompher de l'insouciance et de l'ignorance des masses si l'exemple ne vient pas d'en haut ? Comment persuader aux gens de tenir propre leur intérieur, si l'Administration laisse croupir dans la saleté les rues qui les entourent? Que les médecins et les hygiénistes, que les économistes, que les savants et les administrateurs unissent donc leurs forces et leur travail et que, dans un effort commun, ne négligeant rien de ce qui paraîtra utile à chacun, ils s'unissent pour porter le dernier coup au terrible mal et le poursuivent dans ses derniers retranchements.

DEUXIÈME PARTIE

DES CAUSES DE LA DIPHTHÉRIE AU HAVRE

PRÉLIMINAIRES

Nous venons de montrer très rapidement la marche de la diphthérie au Havre, sa dissémination générale dans cette ville, la tendance effrayante qu'elle avait à augmenter jusqu'en 1882, et la progression continuellement mais lentement décroissante qu'elle a suivie depuis cette époque jusqu'à ce jour. Nous ne saurions trop répéter que c'est au Bureau d'hygiène qu'il faut attribuer ces résultats déjà si satisfaisants. Grâce à ses efforts, il a pu obtenir de la plupart des médecins des renseignements rapides sur les cas de contagion, qui se sont produits dans leur clientèle et, par suite, recommander aux parents de prendre des mesures d'isolement et veiller à la désinfection des habitations contaminées et des objets souillés. C'est sur les indications de ses agents de salubrité que plusieurs travaux d'assainissement ont de temps en temps été faits par l'administration en attendant que, mettant à exécution le vœu que nous formulerons plus loin, elle se décide à entreprendre d'une façon complète et méthodique l'assainissement général de la cité. Il y a, en effet, dans l'état d'insalubrité de la ville une cause importante, générale, d'épidémie, dont la suppression rendra beaucoup plus facile la lutte contre toutes les autres. Cependant hâtons-nous de dire que si M. le Dr Rochard a pu dire dernièrement au congrès de l'Association française pour l'avancement des sciences, siégeant à Toulouse, que pour ce qui a trait à la pratique de l'hygiène, la France qui tient la tête au point de vue scientifique et théorique, est en retard sur la plupart des nations civilisées, nous pourrions, nous, écrire que le Havre, au point de vue pratique, est l'une des villes les plus avancées de notre patrie. Il n'y a plus ici stérilité des efforts, et s'ils sont insuffisants, cela évidemment tient encore à l'indifférence de quelques administrateurs, à l'instruction incomplète des masses et peut-être un peu plus à l'anarchie administrative et aux nécessités budgétaires. Nous n'insistons pas davantage sur ces points qui se retrouveront sous notre plume, puisque le sujet de cette partie de notre travail est précisément d'indiquer quelles sont les causes ordinaires de la diphthérie, quelles sont celles dont l'influence se fait le plus sentir au Havre, pour chercher ensuite quelle barrière il conviendra de leur apporter et par quel moyen on parviendra à les détruire ou tout au moins à en paralyser les effets.

CHAPITRE PREMIER

Des causes de la Diphthérie.

Origine de la diphthérie. — D'où nous vient la diphthérie? Quelle est son origine géographique? Doit-on dire qu'elle nous vient d'Orient, parce que dès les temps les plus reculés les savants de ces pays l'ont décrite? Ou bien n'est-il pas plus naturel d'admettre que ces contrées, alors en pleine civilisation, ont pu nous décrire cette affection, sans pour cela, qu'il nous soit possible de nier qu'elle ait existé dans d'autres régions inconnues. Les peuples barbares, qui n'ont pas d'histoire, parce qu'ils n'ont pas de civilisation, ont bien pu subir les atteintes du mal égyptiac, sans qu'il nous soit possible d'émettre une affirmation à ce sujet. Ne voit-on pas, en effet, les mêmes difficultés surgir à propos de l'origine d'autres maladies éminemment contagieuses, la syphilis par exemple?

Dans tous les cas, la diphthérie n'est guère comparable à ces maladies pestilentielles exotiques, telles que la fièvre jaune, le choléra qui, ordinairement cantonnées dans une partie assez limitable du globe, y règnent d'une façon que l'on peut dire continue et ne fondent qu'à de rares intervalles, trop fréquents encore, il est vrai, sur quelques parties du territoire Européen. Si elle n'a pas été importée, s'il n'est pas possible de connaître son premier ou son principal point de départ comme on sait dire que les bouches du Gange sont le centre d'où rayonne le choléra sur le monde, et que les Antilles et la côte Brésilienne sont les parties du monde qui ont l'habitude de nous envoyer le vomito-négro, nous pouvons du moins dire que, d'où qu'elle vienne, la diphthérie est actuellement une maladie acclimatée en Europe, qu'elle y est aujourd'hui endo-épidémique.

De l'origine des épidémies. — Quant à l'origine des épidémies, il n'y a rien qu'on puisse dire des autres maladies infectieuses qui ne soit applicable à la diphthérie. On a vu des épidémies diphthéritiques revêtir le plus grand caractère de gravité, et avoir une intensité des plus meurtrières, sans qu'il soit possible d'en retrouver l'origine, tandis que d'autres fois il est possible, comme pour le choléra et la fièvre jaune de reconnaître nettement la cause originelle : un sujet ou un objet infecté, et de suivre, pour ainsi parler, pas à pas la marche du mal d'un individu à un autre individu et de maison en maison. Nous aurons sans doute l'occasion de rencontrer dans la suite quelques faits de l'un et l'autre ordre.

Développement des épidémies. — Non spontanéité de la diphthérie, microbe. — Des considérations que nous avons eu déjà l'occasion de faire, il ressort assez que nous avons toujours regardé la diphthérie comme une maladie, non pas seulement épidémique mais éminemment contagieuse. Il est donc presque oiseux de nous arrêter à la discussion de la spontanéité possible du fléau. Nous en toucherons néanmoins quelques mots. Les partisans de la spontanéité basent leur croyance sur le fait de la nécessité d'un premier diphthéritique pour produire les cas suivants, et sur le grand nombre des cas qui, la cause originelle efficiente n'ayant pu être découverte, paraissent être nés spontanément. Il n'est pas difficile de réduire à néant une argumentation semblable. De ce qu'on ne retrouve pas l'origine d'un cas de croup, il ne s'ensuit pas que cette origine n'existe pas. Il n'est donc pas possible de conclure de là, à l'absence d'une cause première. Les faits négatifs ne prouvent rien. Dire qu'il a bien fallu un premier cas pour produire les autres et qu'au moins celui-là a été spontané, ne nous paraît pas non plus un argument bien solide. Cette affirmation nous paraît avoir un sens métaphysique bien large et qui peut s'appliquer à n'importe quelle épidémie contagieuse. Une école spiritualiste dirait que, comme les végétaux et les animaux visibles, les êtres microbiens ont été créés dès l'origine et n'attendent qu'une circonstance favorable à leur évolution pour se développer et se multiplier. Nous dirons avec l'école expérimentale que les êtres infiniment petits aussi bien que les êtres tangibles et visibles peuvent être soumis à la loi de transformation, qui régirait le développement de tout dans la nature. Il y aurait là une explication très suffisante et admissible de cette apparence de spontanéité d'un premier cas. N'est-ce pas déjà sur cette loi du transformisme des êtres microbiologiques qu'est basée toute la doctrine des virus-vaccins, doctrine appelée dans un avenir peut-être peu éloigné, à résumer la prophylaxie toute entière de toutes les maladies microbiennes.

Si ces considérations peuvent déjà faire penser à l'existence nécessaire d'un germe pour expliquer la production d'un cas de maladie, l'expérimentation établira, peut-être avant peu, l'existence de ce germe et la possibilité de sa culture dans un milieu convenable. Déjà Talamon d'un côté, Loefler de l'autre ont pu décrire un micro-organisme, qui pourrait bien être le bacille de la diphthérie, et le temps n'est, sans doute, pas éloigné où des cultures et des inoculations bien faites, expériences positives et concluantes, permettront d'affirmer que ce microbe existe, être vivant, absolument étranger à l'organisme, se reproduisant toujours le même par la culture et produisant toujours par l'inoculation la maladie diphthéritique, et ne produisant que celle-là. Alors la question de la spontanéité sera, d'une façon absolue, résolue par la négative. En attendant, nous basant sur l'ensemble des faits que nous avons exposés précédemment, et sur les considérations qui suivront, nous croyons que l'on peut résumer l'état actuel de cette question dans la proposition suivante : Le fait de la non spontanéité de la diphthérie ne nous paraît pas encore absolument établi, mais nous pensons que sa genèse spontanée est infiniment peu probable.

Contagion. — Donc, un premier cas survenu et l'épidémie une fois déclarée, elle se développe le plus souvent par la contagion immédiate, c'est-à-dire par le contact de l'individu contaminé à l'individu sain et par l'introduction du micro-germe de l'organisme malade dans un autre organisme propre à en favoriser le développement. La contagion par inoculation est le mode de transmission le plus direct des maladies infectieuses. Il paraît exister pour la maladie de Bretonneau, malgré les expériences négatives des professeurs Trousseau et Peter.

Nous ne nous arrêterons pas à citer des exemples de contagion directe de la diphthérie. Les Herpin, les Valleix, les Blache fils, etc., parmi les glorieuses victimes du devoir professionnel nous affirment ce fait d'une façon suffisamment mémorable. Mais dans nombre de cas, la contagion n'est que médiate ou quelquefois paraît complètement absente. Tout le monde reconnaît qu'il suffit d'une personne infectée pour créer pour ainsi dire autour d'elle, comme une atmosphère artificielle infectieuse qui rayonnera et ira porter de proche en proche le germe du mal, jusqu'en des points très éloignés.

Nous écrivons de proche en proche, car si le principe diphthéritique peut diffuser spontanément et exercer son action sur l'entourage d'un enfant, atteint de diphthérie, ce pouvoir de diffusibilité est dans tous les cas très restreint, comme le prouve une relation très intéressante du Dr Dumez, citée dans la thèse du Dr Lancry. Il y est dit en effet qu'une petite épidémie déclarée dans une classe mixte, n'exerça son action que du côté des filles où 9 cas se produisirent, sans qu'il y en eût un seul chez les garçons, qui en étaient séparés, bien que dans une salle commune, par un espace libre de deux mètres environ. Il paraît même probable, comme le dit le Dr Lancry, que la diffusibilité atteint son plus haut degré lorsque la source du poison se trouve sur la voie du courant d'air expiré, tout en restant d'ailleurs dans des bornes très limitées.

Mais s'il est certain que le poison diphthéritique ne diffuse que très peu, il peut être transporté par certains agents, qui ne sont pas nécessairement des individus, dans des points très éloignés de son origine. C'est, par exemple, une voiture ayant servi à transporter un enfant atteint du croup, et qui aura souillé de mucosités et de crachats les draperies de celle-ci; c'est une personne ayant donné ses soins à un petit malade et allant porter, sur ses vêtements, le poison dans une maison située quelquefois dans un quartier opposé. Ce sont là des modes de contagion médiate, mais non pas sans exemple. Et ces agents intermédiaires peuvent tout aussi bien transporter la diphthérie de la peau à distance, bien que celle-ci soit moins spontanément diffusible que celle de la gorge. On peut donc penser que, si les agents de contagion médiate sont aussi variés, il n'est pas toujours facile de les suivre. Le cocher qui a transporté un épidémique ne s'en vante pas, pour ne pas perdre le reste de sa journée; le médecin qui aurait eu le malheur de causer un accident de contagion semblable aurait bien de la peine à oser même se l'avouer, sans parler de l'impossibilité presque absolue parfois de retrouver un fil qui permette de remonter à la cause incriminable. Il y aura donc souvent des difficultés matérielles, des impossibilités absolues de reconnaître l'origine de tel cas ou de telle épidémie. Nous n'avons d'ailleurs pas pu de notre côté retrouver la porte d'entrée de la diphthérie au Havre, le médecin des épidémies, à cette époque, se contentant de signaler l'apparition de deux ou trois cas sporadiques, sans en donner l'origine qu'il n'aura peut-être pas rencontrée lui-même.

Insalubrité des villes et des maisons. — Si chaque cas sporadique peut être très souvent difficile à interpréter, si son origine reste parfois complètement obscure, il en est aussi quelque fois de même pour les épidémies, et il faut bien admettre des états miasmatiques des milieux environnants. Milieux qui se trouvent souvent dans les meilleures conditions, pour conserver actif le micro-organisme de la diphthérie, comme on admet qu'ils gardent celui de la fièvre typhoïde. Cette action conservatrice de la malpropreté des rues et des maisons, ce champ propre à la culture des êtres microbiologiques formé par tous les détritus de la vie des hommes et des animaux, par les eaux ménagères, par les matières alvines ne sont pas niables et c'est un fait acquis à l'expérience que la mortalité diphthéritique comme celle des autres maladies, diminue à mesure que les travaux d'assainissement sont accomplis dans les cités. Or nous pouvons dès maintenant dire que le Havre est encore à l'heure actuelle une ville très insalubre, puisque sa mortalité générale est de 29,5 pour mille, et que la diphthérie est la plus funeste de toutes les affections contagieuses qui y exercent leur action. Nous pouvons donc, avec assez de raison, reconnaître, comme la cause la plus sérieuse de l'endémicité du fléau égyptiac dans notre cité, ce défaut de salubrité de la ville en général, et plus particulièrement de la basse ville et surtout de certains quartiers. L'accumulation des détritus organiques, l'encombrement et les mauvaises conditions hygiéniques sont, en effet, autant de circonstances qui permettent et favorisent la propagation de la maladie.

Ce qui s'est passé en 1884 à l'orphelinat de Bléville me paraît pleinement justifier cette affirmation que l'insalubrité des rues et des maisons peut être une cause très active de l'évolution de la diphthérie. C'était à la suite d'une épidémie sérieuse de diphthérite, ayant sévi dans un grand nombre de communes le long de la falaise depuis le Havre, jusque sous Étretat. Cette épidémie partie de Mannevillette où son caractère ne fut pas dès l'abord reconnu, à cause de la présence simultanée de la scarlatine, et de sa manifestation presque toujours pharyngée, s'étendit bientôt sans être suivie par la scarlatine jusqu'à Cauville, Octeville, Bléville et Sanvic. De Cauville à Sanvic le Dr Gérard-Laurent en soigna 76 cas, dont 26 décès.

Arrivé à Bléville, le fléau trouva une porte d'entrée dans l'orphelinat. Plusieurs enfants furent atteints et sur le conseil de Gérard-Laurent envoyés à l'hôpital du Havre. Cependant la supérieure de l'établissement avait négligé de prévenir et le maire de Bléville et le médecin des épidémies de l'arrondissement, lorsque le Dr Gibert, mis au courant de la situation prévint le sous-préfet et se rendit compte de visu de la situation. Je cite textuellement le rapport qu'il envoya à ce sujet à la Préfecture; je craindrais en le résumant de laisser échapper un détail, tous les faits signalés étant pleins d'enseignements pour nous.

« Je me suis transporté, hier, le 19 juin, à l'orphelinat de « Bléville, pour étudier sur place, comme vous me l'avez « demandé, l'état actuel de l'épidémie de diphthérie, qui a « envahi l'établissement.

« L'orphelinat de Bléville, qui contient 58 enfants, garçons, « a été atteint de la diphthérie il y a un peu plus de deux mois. « Les trois premiers enfants atteints sont morts à l'orphelinat « même de Bléville, puis il y eut une accalmie suivie d'une « série de cas moins graves, mais inquiétants. La supérieure « n'hésita pas à faire entrer à l'hôpital du Havre tous les enfants « atteints, le jour même de l'invasion du mal; c'est ainsi que « depuis un mois il en est entré dix, dont je vous donne les « noms sur une note ci-jointe.

« Sur ces dix, cinq sont encore en traitement, deux ont été « trachéotomisés.

« En tout 13 enfants atteints de diphthérie sur 58 enfants.

« L'épidémie est-elle à sa fin? Faut-il prendre une mesure « énergique en fermant l'orphelinat et en transportant les « enfants ailleurs?

« C'est évidemment ce dernier parti qui est le plus radical, « le meilleur parce qu'il mettra fin à la maladie. Vous vous con- « vaincrez de la vérité de cette conclusion, M. le Sous-Préfet, « si vous voulez bien examiner avec moi l'état de la maison.

« Le dortoir, sans papier, avec murs peints est en excellent « état. La salle à manger, la salle d'école, les chambres que « j'ai vues, sont irréprochables au point de vue sanitaire; il « n'en est pas de même de la cuisine et du drainage des eaux « sales de la maison.

« La cuisine est occupée par une pompe, et le puits, qui est « creusé sous la cuisine, donne une eau fraîche, claire, limpide,

« qui paraît un peu crue, mais que la sœur m'affirme être « bonne à cuire les légumes et à dissoudre le savon.

« La pierre d'évier conduit par un large tuyau, sans siphon, « les eaux sales à un caniveau s'ouvrant dans la cuisine par « une large ouverture recouverte d'une grille. Toutes les eaux « de vaisselle sont jetées par la pierre d'évier ou directement « sur la grille de la cuisine, le caniveau (sorte d'aqueduc assez « spacieux) traverse en diagonale les deux cours où jouent les « enfants, et après avoir reçu les eaux du water-closet, aboutit « à environ 10 ou 12 mètres de la cuisine, à un puisard, très « profond, paraît-il. Tout est vicieux dans cet état de choses :

« 1° La grille du caniveau s'ouvrant dans la cuisine.

« 2° Sur tout le parcours dudit caniveau sont disposés des « regards, bien fermés, joints au ciment, où on a ménagé des « orifices pour pouvoir les desceller. Ces trous laissent conti- « nuellement passer les gaz provenant du caniveau même ou « du puisard, car le caniveau-aqueduc sert de cheminée d'appel.

« 3° Le puisard qui n'est pas à plus de 10 ou 12 mètres du « puits, de telle sorte qu'il paraît difficile que les matières en « décomposition du puisard n'aillent pas infecter la nappe d'eau « souterraine qui alimente la pompe de la cuisine.

« Il me paraît urgent de remédier à un état de choses aussi « vicieux, qui aurait dû frapper M. l'Inspecteur qui a visité « l'orphelinat il y a à peine un mois.

« En résumé, il me paraît nécessaire :

« 1° De fermer l'orphelinat de Bléville.

« 2° De rectifier les graves fautes du drainage des eaux sales.

« 3° De désinfecter la maison.

« Agréez, etc. Signé : Dr Gibert. »

D'accord avec le Préfet, l'inspecteur départemental de la loi, Roussel fit prendre les mesures suivantes : 1° l'orphelinat fut fermé et les enfants renvoyés momentanément dans leurs familles ; 2° les travaux d'assainissement indiqués dans le rapport du Dr Gibert furent exécutés et les enfants ne rentrèrent dans l'établissement que lorsque tout fut en bon état.

Depuis ce temps, le croup, apporté du dehors, entretenu par la mauvaise disposition des milieux est complètement disparu. Aucun commentaire n'est donc à faire, et les faits ont assez leur éloquence pour que nous n'insistions pas davantage.

Poussières. — Nous venons de dire que certains états du sol, certains défauts, certaines dispositions des habitations propres à retenir les détritus alimentaires, les eaux de lavage, les matières excrémentitielles sont très aptes à garder vivant et actif le poison diphthéritique et à favoriser son développement. A ces causes qui existent, très influentes au Havre, peuvent s'en joindre d'autres qui sont communes à tous les endroits possibles. Il ne serait pas même nécessaire d'ordures nauséabondes, de matières alvines, de détritus organiques en putréfaction pour conserver actif à l'état latent un foyer diphthéritique, temporairement éteint et qui n'attendrait que la présence d'un sujet en état de réceptivité pour éclater à nouveau. Sans parler de l'atmosphère, dont l'action ne peut se faire sentir ni loin ni longtemps pour la diphthérie, les poussières toutes seules seraient très favorables à la conservation du poison et peut-être à sa dissémination. Nous ne sommes pas éloignés d'accepter pour vraie cette assertion, il nous paraît que les deux faits suivants corroborent un peu cette manière de voir.

Au mois d'avril 1884, au Havre, un enfant mourait du croup dans un petit pavillon très propre et situé dans un lieu habituellement sain. La famille toute entière abandonna la demeure pendant deux mois. Pendant tout ce temps la chambre de l'enfant fut laissée ouverte. On y brûla même du soufre, sans doute d'une façon incomplète, mais dans tous les cas d'une façon très insuffisante. Au bout de ce temps, la famille rentre dans le pavillon, et presque immédiatement un deuxième enfant est frappé.

J'emprunte ce fait au rapport de M. le Dr Gibert, médecin des épidémies. Il le commente au point de vue de la désinfection insuffisante, mais ne fait aucune allusion à la manière dont a dû se conserver le microbe. Si l'on se rappelle qu'il a dit que le pavillon est très propre et très bien situé, on n'aura peut-être pas tort de penser que la poussière a bien pu être l'élément conservateur et peut-être nutritif du germe diphthéritique.

Un autre fait. Il y a moins d'un an, j'étais appelé à veiller près d'une petite malade, à qui on venait de pratiquer la trachéotomie. Malgré les soins les plus dévoués et les plus intelligents du médecin de la famille, malgré le dévouement de toutes les heures des parents désolés, notre petite malade succombait à la diphthérie généralisée le cinquième jour après l'opération.

Là encore, la maison était saine et construite suivant les règles les plus modernes de l'hygiène des habitations. Malheureusement elle n'était pas éloignée d'un passage parcouru par un égout infect, et déjà plusieurs fois, à notre connaissance éprouvé par le fléau diphthéritique, et, c'était sans doute en sortant par ce passage que notre pauvre petite avait cueilli le germe de la maladie qui devait l'enlever.

Le lendemain de sa mort, sous notre surveillance, tous les objets contaminés étaient envoyés à l'étuve de désinfection du Nouvel hôpital et soumis à la vapeur d'eau sous pression. Du soufre était brûlé avec le plus grand soin dans toutes les parties de l'habitation. Le deuxième jour, pulvérisation d'une solution d'acide phénique forte, pendant plusieurs heures. Le troisième jour, le père et la mère rentraient dans le pavillon, occupant une chambre où personne n'avait habité pendant tout le temps de la maladie de l'enfant, et située à l'étage supérieur. Pendant ce temps, on lavait à fond et on repeignait à neuf les autres parties de la maison.

Aujourd'hui, les deux autres enfants envoyés à Paris dès le début de la maladie de leur sœur, sont revenus et toute la famille est rentrée à la maison. De longs mois se sont déjà écoulés depuis le malheur qui nous a frappés, et, grâce aux mesures prises, aucun nouvel accident n'est survenu. Inutile de dire que nous avons, en plus, conseillé aux parents d'interdire, d'une façon absolue, le passage dans la ruelle incriminée.

Nous n'hésitons pas, là encore, à voir surtout un bienfait des mesures de désinfection, mais nous pensons que ce fait peut être rapproché du précédent. Si, en effet, nous faisons remarquer que l'absence des enfants fût tout au plus de trois semaines, n'est-il pas possible de dire que les soins de nettoyage complet, ont été pour autant dans la préservation, en faisant disparaître les poussières, que les vapeurs du soufre dont l'action n'est même pas encore admise par tout le monde.

Nous accordons donc une importance sérieuse, comme cause de contagion de la diphthérie aux accumulations de poussière. Ce fait d'ailleurs n'a rien de surprenant puisqu'il est admis pour la plupart des autres maladies contagieuses. N'est-ce pas, en effet, pour cette raison que l'on tend dans la construction moderne des hôpitaux à supprimer avec le plus grand soin, ou tout au moins à diminuer le plus possible tous les angles et tous les recoins si propres à receler les poussières et avec elles les germes des affections contagieuses.

C'est aussi à cause des poussières que dernièrement encore, au congrès de Toulouse, on a pu accuser les déménagements d'être une cause de dissémination de la diphthérie, de rénovation d'un foyer éteint depuis assez longtemps quelquefois, et même de création d'un foyer nouveau. On conçoit très bien en effet que des personnes venant habiter dans une maison où la diphthérie a autrefois régné, peuvent, en nettoyant, soulever des poussières porteurs du poison diphthéritique, et renouveler une épidémie ancienne, ou encore que des personnes venant d'une maison contaminée apportent, dans un quartier jusque-là indemne, les éléments utiles pour la création d'un nouveau centre de diphthérie.

Ce ne sont pas là les seules poussières incriminables. D'après Teissier, de Lyon, les poussières de chiffons et de fumiers soulevées dans l'atmosphère seraient une grande cause de la dissémination du mal de Bretonneau. Nous n'avons pas de peine à accepter cette manière de voir pour les poussières atmosphériques provenant des chiffons, qui peuvent avoir appartenu à des contaminés.

Fumiers. — Moins importantes nous paraissent les poussières des fumiers desséchés. Certes, le fumier, produit de déjections animales, est une cause certaine de malpropreté et il est fréquent de voir des dépôts de ce genre, au centre même des villes les plus importantes, où se trouvent placées les écuries des loueurs de voitures ; ce peut être là un terrain bien convenable et bien préparé pour la conservation ou même la culture du poison diphthéritique, mais encore faut-il que ce germe y ait été apporté. Au Havre, plusieurs dépôts de fumier existent, par exemple, rues Victor-Hugo, Mexico, Lycée, etc., et il se trouve que ces rues sont indemnes de la diphthérie. La seule présence des fumiers n'a donc pas une action efficace pour la production du croup. Aussi est-ce surtout à la présence simultanée du fumier et de nombreuses volailles qu'on a voulu attribuer cette action si active. Les poules picorant dans le fumier, étant elles mêmes atteintes du mal, et allant de différentes façons le porter au large et le communiquer à l'homme.

Contagion de l'animal à l'homme. — Nous touchons là, à un point de doctrine qui ne nous paraît pas encore complètement élucidé. Ce que nous avons dit précédemment, que le micro-organisme de la diphthérie de l'homme n'a pas encore été étudié d'une façon suffisante pour affirmer sa personnalité, pour ainsi dire, se conservant dans certains milieux, et se multipliant par la culture, toujours semblable à lui-même et reproduisant toujours par inoculation la même maladie ne nous paraît pas permettre d'affirmer que ce *quod ignotum* ou du moins cet être insuffisamment connu est le même que celui de la diphthérie des animaux. D'ailleurs Cornil et Babès dans leur traité des Bactéries différencient complètement les affections diphthéritiques, non seulement des animaux et de l'homme, mais aussi des différentes espèces d'animaux. Seul le micro-organisme de la diphthérie des poules, décrit par Lœfler, se rapprocherait de celui de l'homme autant que les résultats des expériences déjà faites permettent d'en juger, mais, ajoutent ces auteurs, malgré cette presque similitude du microbe, la diphthérie de l'oiseau est moins grave que celle de l'homme et ne paraît pas contagieuse pour lui.

S'il y a là quelque raison de nier l'identité absolue de la diphthérie des animaux et de celle de l'homme et par conséquent la possibilité de la contagion de l'animal à l'homme, des faits d'observation assez nombreux tendraient au contraire à reconnaître cette identité des poisons. Dès 1865, le Dr Guillemot faisait, d'une épidémie de diphthérie humaine survenue à Louhans, dans le département de Saône-et-Loire, le sujet de sa thèse inaugurale. Il montrait cette épidémie succédant immédiatement à une épidémie diphthéritique chez les animaux, comme si elle en était la suite et sans émettre l'hypothèse de l'identité possible de l'affection chez l'homme et chez l'animal.

La relation faite par le Dr Hélot, de Bolbec, d'une épidémie de diphthérie humaine qui causa des ravages dans le pays de Caux, plaide aussi en faveur de la doctrine de l'identité des poisons animal et humain. Cette épidémie à répétition aurait eu pour cause les eaux d'une mare chargée de détritus organiques en putréfaction, venant de chez un tripier du voisinage, et manifestant surtout son action à toutes les fois que l'on vidait la mare pour la nettoyer.

Nous n'avons pas la compétence nécessaire pour porter un jugement motivé sur cette question. Il faut donc mieux que nous nous abstenions et que nous attendions que l'observation clinique et la méthode expérimentale nous fournissent les éléments d'une appréciation fondée et résolvent une question qui n'est pas sans utilité au point de vue pratique.

Opportunité cosmique. — Nous ne devons pas oublier de rappeler que certaines circonstances extérieures qui constituent ce que le professeur Jaccoud a appelé opportunité cosmique, peuvent influencer l'activité du contage diphthéritique. C'est ainsi que le froid humide paraît rendre les épidémies plus meurtrières ; ainsi le mois de Novembre est celui qui fait le plus de victimes au Havre, tandis qu'au mois d'Août le nombre des décès par la diphthérie atteint son minimum. Dans cet ordre d'idées donc les perturbations brusques de l'atmosphère, les variations fréquentes de température et peut-être la direction des vents méritent d'être signalés. Elles existent d'une façon marquée au Havre.

Causes prédisposantes. — Mais pour que chacune de ces causes ait une action efficace, il faut qu'elles trouvent chez les individus exposés à en subir les effets, un terrain propre à favoriser l'évolution du poison diphthéritique. Cette aptitude de l'individu constitue l'état de réceptivité variant selon certaines conditions individuelles qui créent l'opportunité morbide du Dr Jaccoud.

Si tous ceux qui vivent au milieu d'une épidémie de diphthérie n'en sont pas atteints, c'est que les conditions nécessaires pour permettre au germe de vivre dans l'organisme de certains sujets et de s'y développer ne s'y trouvent pas réunies, et que l'état de réceptivité de l'individu n'est, pour ainsi parler, pas à point. Tout ce qui influe sur la nutrition, en l'augmentant ou en la retardant, est susceptible, en changeant la proportionnalité dans le sang, dans la fibrine, dans les sels et dans les matières extractives dont la qualité et la quantité varient, d'augmenter ou diminuer l'état de réceptivité du sujet.

De ces causes, les unes sont prédisposantes et les autres occasionnelles. Nous allons les examiner et en discuter la valeur.

Hérédité. — Nous ne dirons que quelques mots de l'hérédité. Malgré les affirmations de Revillod, de Genève, qui dit que la diphthérie atteint souvent plusieurs enfants de la même famille et cela quelquefois à plusieurs années d'intervalle, tandis que d'autres familles, bien que vivant dans un foyer épidémique, sont toujours épargnées, nous ne croyons pas qu'il faille attacher une grande importance à cette cause. Si certaines familles héritent d'une constitution telle qu'elle forme un terrain spécial à telle ou telle maladie, on peut dans tous les cas dire qu'ils n'héritent pas de la maladie. Il faut donc un état spécial de réceptivité qui est purement individuel, pour subir à un moment donné l'influence du microbe. C'est à ce titre, peut-être, que les blonds et les châtains, étant plus fréquemment d'un tempérament faible et d'une constitution lymphatique, seraient plus exposés que les noirs aux atteintes de la diphthérie.

Age. — Quant à la question d'âge, Trousseau la résout en deux lignes :

« La diphthérie n'épargne aucun âge de la vie, cependant « elle attaque principalement les jeunes sujets et plus ordinai- « rement ceux entre l'âge de trois à cinq et six ans. » C'est donc une maladie qui doit être classée parmi les maladies de l'enfance. Rare dans les premiers mois, elle est surtout fréquente de un an et demi à cinq ans et devient de plus en plus rare avec l'âge pour être exceptionnelle chez l'adulte, où elle paraît être le plus souvent causée par la contagion directe. C'est du moins ce que nous avons toujours trouvé au Havre à toutes les fois que nous avons pu remonter à l'origine d'un cas de diphthérie chez l'adulte. Par exemple, il y a quatre ans, on nous amenait à l'hôpital un enfant d'un an atteint du croup. Sans souci du danger, sa jeune tante, âgé de 20 ans le couvrait de baisers. Nous lui fîmes remarquer son imprudence. Elle n'avait rien à ce moment, et l'enfant mourait le soir. Deux jours après, la jeune fille entrait à l'hôpital avec des plaques de fausses membranes dans la gorge. Effrayée elle voulut subir la trachéotomie sans attendre d'être menacée d'asphyxie. Elle fut opérée et guérit parfaitement après avoir rendu des fausses membranes laryngiennes.

Sexe. — Nous avons déjà eu l'occasion de dire que l'influence du sexe n'a pas une très grande importance comme cause de la diphthérie et que cette maladie nous paraît frapper indifféremment les garçons et les filles. Il y a bien, il est vrai, des observations qui porteraient à faire croire que le sexe féminin y serait plus prédisposé. Telle est par exemple la singulière observation du Dr Dumez, d'une petite épidémie de diphthérie sévissant dans une école communale mixte et n'atteignant que neuf filles et pas un seul garçon. Nous avons déjà dit que les garçons et les filles occupaient chacun un des côtés de la salle et étaient séparés par un couloir d'au moins deux mètres, il est donc permis de penser que le poison diphthéritique n'est diffusible qu'à une très petite distance, qui s'étendrait à quelques mètres seulement, et que, par conséquent, là serait la raison pour laquelle les enfants mâles ont été épargnés. D'un autre côté, les garçons ne prenant pas leurs récréations avec les filles, ne pouvaient pas être contaminés d'une façon immédiate tandis que ce fait pourrait être pour les petites filles qui jouaient ensemble.

Influence des maladies antérieures. — Une autre cause très importante de la diphthérie est l'influence de certaines maladies antérieures. Certes, quelques-unes n'agissent qu'en affaiblissant le malade et le mettant dans des conditions favorables à la réception du poison, et constituant par conséquent des causes purement banales. Mais, il en est d'autres qui ont une influence bien plus marquée. Lorsqu'on a affaire à des maladies qui, comme la rougeole, portent leur action sur le larynx, ou produisent l'angine, comme le fait la scarlatine, il n'est pas douteux que les enfants atteints de ces fièvres éruptives peuvent présenter à la diphthérie un terrain bien préparé pour le développement du poison. Nous avons sous les yeux la thèse de M. Renault, ex-interne des hôpitaux, qui nous démontre que sur 10 ou 12 enfants atteints de la rougeole, dans les hôpitaux de Paris, un au moins est atteint du croup secondaire. La fréquence du croup secondaire à la coqueluche est peut-être un peu moindre. Mais, si l'on veut bien penser que ces diphthéries secondaires sont bien plus graves que la primitive, il y a là un point d'étiologie qu'il est utile de retenir et qui vaut bien la peine qu'on le compte.

Encombrement. — L'encombrement rend la contagion plus facile et les cas plus nombreux et plus graves par défaut ou insuffisance d'air et par augmentation des causes de viciation de l'atmosphère. Nous n'entendrons pas par encombrement une masse d'hommes, une accumulation, une concentration d'une même espèce morbide sur un seul point, dans de mauvaises conditions hygiéniques de toute sorte et manquant de tout à la fois : espace, soins, aliments, remèdes. Cette sorte d'encombrement est évidemment de la plus grande gravité, et si un fléau épidémique vient à sévir dans un milieu semblable ses ravages sont terribles, et les exemples n'en sont pas rares.

Nous considérons comme très favorable à la dissémination de la diphthérie un encombrement moins important, par exemple trop d'habitants dans un même quartier, surtout si ce quartier est sale et insalubre, et dans certains logements trop étroits, dont chaque pièce est souvent commune à plusieurs personnes. Il conviendrait peut-être alors de remplacer « encombrement » par « concentration » ou mieux « groupement excessif ». Un genre de groupement qui sans être excessif peut être considéré comme propre à la distribution du contage, c'est le séjour de plusieurs individus dans une même pièce, alors même que cette pièce aurait le cube d'air nécessaire pour ceux qui l'occupent. Au point de vue des maladies épidémiques, les cloisonnements multiples sont plus hygiéniques qu'un même espace d'air tout d'une pièce. Nous reviendrons sur ce point à propos de la prophylaxie dans les hôpitaux.

Émotions morales. — Il est à peine besoin de dire que l'influence des émotions morales est nulle ou à peu près nulle dans la production de la diphthérie. Cette maladie sévit en effet à un âge où les troubles émotifs sont de peu d'importance et d'un autre côté, on peut affirmer que cette croyance à l'action mauvaise des émotions est le résultat d'un préjugé qu'il est plutôt utile de combattre. On n'a pas une maladie microbienne par auto-suggestion.

Récidive. — Ajoutons qu'une première attaque de diphthérie ne confère pas l'immunité pour le reste de l'existence. Il n'est peut-être pas très éloigné le temps où l'on n'écrira plus que telle maladie confère à celui qui en a été atteint une fois une immunité complète. Si certaines maladies comme la typhoïde, la variole paraissent assurer au malade une longue période de tranquillité au sujet d'un retour possible de celles-ci, cette sécurité n'est pas absolue. Cette théorie de l'immunité absolue est déjà bien ébréchée pour la rougeole, et l'on peut citer déjà de nombreux cas de récidives de variole.

La récidive de la diphthérie n'est pas non plus sans exemple. Il était bon de rappeler ce fait, pour mettre en garde contre le fléau, les individus qu'une fausse sécurité tranquilliserait.

TROISIÈME PARTIE

DES MOYENS DE COMBATTRE LA DIPHTHÉRIE AU HAVRE

« Mon métier à moi est de conserver. »
(Paroles de Desgenettes, chirurgien en chef de l'expédition d'Egypte à Bonaparte qui lui demandait un moyen de se débarrasser des infirmes et des convalescents.)

PRÉLIMINAIRES

Nous avons énuméré tout ce qui nous a paru propre à favoriser l'éclosion et le développement de la diphthérie. Toutes ces causes de la maladie de Bretonneau peuvent se résumer en deux mots : Épidémicité et contagion favorisées par certaines conditions des milieux environnants, et des individus soumis à l'influence de ces milieux et du contage. La diphthérie ainsi comprise, il en ressort, qu'à l'hygiène appartient le principal rôle dans la lutte contre cette maladie infectieuse. La thérapeutique a peu à faire. Nous dirons cependant ce qui lui incombe.

Quant à l'hygiéniste, il doit se rappeler que son rôle est de conserver et s'il a présent à l'esprit combien la thérapeutique a peu d'action sur la maladie qui nous occupe, il n'oubliera pas que son devoir est de la prévenir en modifiant les milieux dans lesquels le poison diphthéritique se développe, en détruisant cet agent, en l'empêchant de se propager, en s'opposant à sa pénétration dans l'organisme et en rendant celui-ci réfractaire à son développement ou à son action. Nous n'avons pas hésité à emprunter cette division, commune à toutes les maladies infectieuses, à la Pathologie générale de M. le professeur Hallopeau. Elle nous paraît en effet résumer toute la prophylaxie de la diphthérie, sujet qui fait l'objet de cette partie de notre travail.

CHAPITRE PREMIER

De l'insalubrité de la ville du Havre et étude sommaire sur son assainissement.

L'insalubrité et la mortalité d'une ville sont en corrélation absolument immédiate. Les endémies diphthéritiques aussi bien que les typhoïdiques croissent en intensité proportionnellement à l'insalubrité des milieux. Ce fait s'est toujours constaté au Havre et cette année encore la sécheresse d'un long été et le manque de l'eau nécessaire pour maintenir la propreté des rues et des maisons sont venus augmenter d'une façon très appréciable le chiffre de la mortalité générale, qui déjà, pourtant, est beaucoup trop élevé. Et, si la diphthérie dont nous nous occupons plus spécialement a continué de suivre, mais lentement, son mouvement rétrogressif cela ne tient qu'aux mesures de prophylaxie prises par les médecins hygiénistes, et, il est évident que tant que les travaux d'assainissement, réclamés par l'opinion, ne seront pas faits par l'Administration, les efforts louables des médecins et de l'Assistance publique ne réussiront pas à faire disparaître la diphthérie.

Il est admis par tous les économistes et par tous les hygiénistes qu'une ville dont le chiffre de la mortalité est supérieur à 22 pour mille, est une ville insalubre. Il est également reconnu que partout où des travaux rationnels d'assainissement ont été faits, la mortalité est descendue au-dessous de ce chiffre.

Le fait le plus remarquable dans cet ordre d'idées, est celui de la petite ville de Croydon, en Angleterre, dans laquelle, après des travaux d'assainissement importants, la mortalité est tombée de 34 à 18 pour mille.

Il est certain que si l'on améliorait au Havré les conditions hygiéniques de la ville on pourrait arriver ainsi à conserver un grand nombre de vies humaines. Le chiffre de la mortalité qui, il n'y a pas longtemps était de 36 pour mille, qui était encore de 31 en 1881, alors que ceux des principales villes de France (à part Rouen : 32 pour mille) ne dépassait pas 27, ce chiffre, dis-je, reste aujourd'hui à peu près le même, puisqu'il atteint presque 30 pour mille, chiffre énorme si on le compare à la plupart des autres villes, non seulement de la France, mais de l'Europe et du monde tout entier.

Rappelons ce fait sur lequel nous n'avons guère insisté, c'est que la diphthérie est une des maladies endo-épidémiques qui font le plus de victimes au Havre chaque année. Cela nous donne donc, il nous semble, le droit d'attacher une réelle valeur à l'insalubrité de la ville comme cause de la maladie qui nous occupe et expliquera pourquoi nous n'avons pas hésité à présenter ici, bien que d'une façon incomplète d'ailleurs, les causes d'insalubrité de la cité havraise et une étude des moyens de les faire disparaître d'après tous les hygiénistes et tous les économistes qui se sont intéressés à la prospérité et au bien-être de notre population.

Nous avons donné, plus haut, une division du Havre au point de vue démographique, par cantons, sections et quartiers. Cette division n'est pas suffisante pour l'étude des mesures d'assainissement à prendre, et il nous paraît nécessaire de dire quelle est la division topographique et géographique du sol.

A ce point de vue, on peut diviser la ville en trois parties : 1° la côte d'Ingouville ; 2° le versant de la côte ; 3° la plaine ou basse ville.

La côte, plateau situé à 100 mètres au-dessus du niveau de la mer est constituée par un ensemble de formation géologique parfait au point de vue de l'hygiène. Composition minéralogique convenable, drainage naturel des eaux de pluie, absence de niveau d'eau, tout cela joint à une végétation luxuriante assure à cette partie de la ville, dans laquelle d'ailleurs la population est très éparse et relativement faible, une grande salubrité. Aussi les cas de diphthérie ne s'y observent guère qu'à l'état sporadique.

Le versant de la côte, surtout dans sa partie supérieure serait encore facile à assainir. Composée dans sa partie la plus élevée de terre entraînée du plateau, argile et limon qui se mêlent au fonds formé de terrains crétacés, elle présente, à partir d'une altitude de 25 à 30 mètres jusqu'au pied du coteau une composition argilo-terreuse à laquelle on a donné le nom d'argilette, qui, peu perméable, est l'origine de nombreuses boues qui nuisent déjà à la propreté de ces quartiers. La forte pente dont on dispose sur toute l'étendue du versant vient encore faciliter les mesures d'assainissement.

Mais la plaine doit surtout nous occuper, car c'est là que se trouve répandue la plus grande partie de la population havraise, et c'est aussi la zone où règnent les principaux foyers d'épidémie diphthéritique.

Ce terrain de nature palustre et d'une origine relativement récente a été formé de la manière suivante. Des accumulations de galets roulés par la mer et apportés par le courant Nord d'Antifer se sont déposés en éventail, au Nord et à l'Est à partir de la baie méridionale de la vallée de Ste-Adresse, et forme aujourd'hui un cordon littoral dont l'emplacement actuel de la rue Augustin-Normand marque à peu près la direction. Bien au dedans de ces galets et grâce à leur abri s'est formé un dépôt de sable fin d'alluvion qui peu à peu a enveloppé des végétaux d'eau douce formant encore actuellement, par endroits, des dépôts de tourbe. Ces dépôts sillonnés de petits cours d'eau formaient par endroits, des criques dont deux sont devenues le Bassin du Roi et celui de la Barre.

Dans toutes ces parties du Havre, on trouve la nappe d'eau souterraine à 1^m, $1^m,50$ au plus.

Si l'on ajoute à cela que sans attendre que la nature ait achevé son œuvre et aussitôt que la population s'est sentie protégée du côté de la mer par les dépôts de galets, la ville s'est agrandie d'une manière constante sans qu'on se soit mis en peine du niveau du sol et de la hauteur que pouvait atteindre la mer par rapport à ce niveau ; de telle sorte que, à l'exception du boulevard de Strasbourg, bâti il y a 25 ans, et qui coupe la ville basse en deux parties, toute la partie de la ville limitée au Nord par les rues Frédéric-Bellanger, d'Etretat, Joinville, aux Dames, Hélène, Massillon et Demidoff; à l'Est par la commune de Graville-Ste-Honorine ; au Sud par les rues latérales aux bassins et à l'avant-port, et à l'Ouest par le boulevard François-Ier, se trouve au dessous du niveau de la mer haute, surtout à l'époque des pleines mers de vive-eau d'équinoxe. On n'aura pas de peine à voir que, d'une manière générale, la ville basse est le quartier du Havre qui réclame le plus de travaux d'assainissement.

Signalons encore que le système des égouts, dont la construction ne remonte qu'à une vingtaine d'années, est pour ainsi dire encore à l'état embryonnaire, puisque pour une longueur de voies publiques égale aujourd'hui à plus de 100 kilom., les trois réseaux d'égout, réunis, dépassent à peine 30 kilom. Chacun de ces réseaux, dont l'un dessert l'îlot St-François, dans le canton Sud, les autres, les quartiers Notre-Dame et St-Joseph dans le canton Sud, l'Hôtel-de-Ville dans la partie basse du canton Nord; de St-Michel, de Ste-Marie et de St-Nicolas de l'Eure, dans le canton Est, aboutissent à des collecteurs dont le débouché n'est plus bas que le niveau de la mer que pendant trois à quatre heures par marée et dont la pente, d'un autre côté, est à peine de un millimètre.

Le réseau qui circule sous les quartiers St-Vincent-de-Paul, des Gobelins, des Pénitents et St-Michel (partie Nord) aboutit à un collecteur qui débouche librement sur le rivage à l'extrémité de la rue Frédéric-Bellanger, où il empeste le quartier à mer basse et dans lequel les eaux de la mer refluent à chaque marée montante.

De plus, la hauteur des égouts n'est, dans beaucoup de

points que de 60 centim., aucune chasse n'y peut être faite, et, d'un autre côté, ils sont reliés aux habitations par un simple système à clapet, les siphons étant tout à fait l'exception.

Utilité de l'extension des égouts. Tout à l'égout. — Si donc l'on admet que les égouts doivent servir à évacuer tout ce qui est susceptible d'être entraîné par les eaux, je veux dire, non seulement les eaux pluviales et autres eaux qui coulent à la surface de la voie publique avec tous les détritus qu'elles peuvent entraîner avec elles, mais aussi des eaux et des résidus qui peuvent provenir de l'intérieur des maisons, telles que les eaux pluviales ayant lavé les toitures et les cours, les eaux ménagères, et les produits solides et liquides provenant des water-closet et naturellement les eaux de lavage qui les accompagnent, nous avons lieu de penser que l'état actuel du réseau d'égouts et le système des eaux est éminemment propre à maintenir l'état d'insalubrité, cause énorme de la grande mortalité dans les villes importantes. Car si la salubrité, d'un côté, dépend du plus ou moins de lumière dont on jouit, d'une construction bonne et hygiénique des maisons, de la quantité et de la qualité d'eau potable, de l'alimentation en général ; elle dépend aussi d'une façon bien plus importante, non seulement de la quantité d'air que l'on respire, mais aussi de sa qualité.

Or que voyons-nous dans la ville du Havre ? Tout n'est-il pas disposé pour favoriser la viciation de l'air et du sol ?

Causes de l'infection des rues et des maisons. — Résidus solides et liquides de la vie de tous les jours composés en grande partie : des immondices solides, ordures ménagères, restes de cuisine, produits de balayage, poussières, etc. ; des eaux ménagères provenant des éviers de cuisine, de buanderie, des bains, des cabinets de toilette, etc. ; des matières solides et liquides provenant des cabinets d'aisances.

Voilà de nombreuses causes d'infection des maisons et des rues.

Immondices. — Le service de nettoiement public enlève, il est vrai, les immondices, résidus de ménage que chaque maison doit mettre, de bonne heure, dans une boîte, à sa porte. Et encore ce système n'est-il établi que depuis peu. C'est là un progrès, mais il n'est pas encore ce qu'il y a de mieux, puisqu'il force les habitants à garder chez eux, toute la nuit, ces résidus. Ce séjour forcé de choses souvent en putréfaction n'est que propre à rendre un milieu malsain.

Les eaux ménagères, de toilette, de buanderie sont souvent jetées sur les toitures, où, par suite de leur épaisseur et de leur saleté, elles laissent fréquemment des enduits nauséabonds et nuisibles.

Ces eaux, d'un autre côté, s'écoulent en général, librement vers les ruisseaux. Mais, dans la plupart des quartiers, la pente des ruisseaux est faible et l'écoulement se fait avec lenteur, laissant à la partie liquide le temps de se vaporiser en partie et à la solide le temps de se déposer. Dans les quartiers les plus favorisés, les eaux s'écoulent directement à l'égout, mais là encore, la cause d'infection n'est pas complètement enlevée, puisque dans la plupart des maisons, soit par économie, soit par ignorance, les conduites en communication avec les égouts ne sont pas munies de siphons et, par conséquent, peuvent laisser passer, non seulement les miasmes du conduit mais même ceux de l'égout, donnant ainsi une porte d'entrée à ces micro-organismes qui, entraînés d'un point plus élevé de l'égout viendront quelquefois créer un nouveau foyer de maladie épidémique, dans une partie située en aval d'un foyer déjà existant.

Si l'on se rappelle que la quantité d'eau est insuffisante, point sur lequel nous reviendrons, que les égouts ne subissent pas de chasse, que d'ailleurs, ils ne possèdent qu'une légère couche d'eau quand ils en ont, nous pouvons conclure qu'ils sont dangereux, même pour la rue, grâce aux bouches d'égouts dont on n'a pas besoin de connaître la place pour les découvrir, de nauséabondes odeurs venant toujours en dénoncer le voisinage.

Bétoires. — D'autres fois ces eaux ménagères s'écoulent dans des puisards ou bétoires. La bétoire consiste en un trou creusé en entonnoir jusqu'à la couche perméable du sous-sol et ensuite remplie de grosses pierres. Plus de cinq cents puisards de ce genre existent au Havre, et reçoivent, non seulement les eaux de pluie, mais les eaux ménagères.

Dès 1879, le Bureau d'hygiène demandait la suppression de ces trous où les matières organiques s'accumulent à l'abri de l'air et ne tardent pas à se putréfier, créant ainsi un foyer d'infection dangereux pour la maison et même pour les propriétés environnantes, d'autant plus qu'à la longue ce puits se colmate et finit par laisser couler au dehors les liquides qu'il contient.

« Envoyer, dit le professeur Bouchardat, des eaux altérées « dans le sol, sans savoir ce qu'elles deviennent est absolument « un acte du même ordre que celui de décharger une arme « dans l'obscurité, sans s'inquiéter si les projectiles tomberont « à terre ou atteindront les passants. »

La deuxième cause d'infection de l'atmosphère, que nous avons citée, réside dans les matières, tant liquides que solides des cabinets d'aisances. Si l'on admet avec tous les hygiénistes ce principe, que *les matières alvines ne doivent pas séjourner dans la maison, mais doivent en sortir dans le plus bref délai*, il est pénible de dire qu'au Havre, d'une façon générale, il y a là une cause d'infection générale et par conséquent une très sérieuse cause de propagation de la diphthérie.

Trois systèmes récepteurs des matières fécales ont, en effet, cours au Havre. Ce sont : la fosse fixe, la tinette et le ruisseau.

Fosses fixes. — Le principe que nous venons d'exposer condamne absolument les fosses fixes même lorsqu'elles sont étanches, car elles restent toujours un foyer de matières infectantes, dont l'action peut s'exercer par les tuyaux, en général dépourvus de siphons et, dans tous les cas, le plus souvent en mauvais état et ne donnant, par conséquent, qu'une garantie trompeuse. Je n'ai pas besoin de dire que, si elles ne sont pas étanches elles infectent d'une façon continue le sol, l'eau souterraine et l'atmosphère de la maison et même de la ville. Dans les deux cas, la nécessité de la vidange constitue une source d'infection qui ne disparaîtra qu'autant que celle-ci sera supprimée, les meilleurs appareils, n'atténuant que d'une façon insuffisante ou nulle les émanations gazeuses, soit à cause des frais qu'ils nécessitent soit à cause de la négligence des ouvriers.

Les fosses étanches à système diviseur ne donnent pas de meilleures garanties, le crible étant en général trop large et laissant tout passer. Bonnes à la rigueur avec des chasses fréquentes et suffisantes elles ne sont que mauvaises actuellement à cause de la faiblesse de la pente des égouts et de l'insuffisance des lavages.

Fosses mobiles. Tinettes. — Quant aux système des tinettes, si répandu au Havre, il est encore plus déplorable. Composé le plus souvent d'un simple baquet, avec ou sans couvercle, placé au fond d'une cour ou dans un escalier, quelquefois dans un grenier, cet appareil reçoit les déjections de chaque famille, car chaque famille et non pas chaque maison a sa tinette. Ces déjections restent là le plus longtemps possible, 8 jours, 15 jours, un mois quelquefois, subissant tous les phénomènes de la putréfaction organique donnant naissance à des milliers de micro-organismes ou conservant ceux qu'une personne malade a pu abandonner, dégageant odeurs et microbes qui imprègnent l'air extérieur et souvent celui des appartements, système anti-hygiénique au premier chef, et barbare car il ne donne pas seulement son odeur aux propriétaires, chefs de l'établissement et à ses riverains, mais il l'impose à la ville toute entière par l'ignoble opération de l'enlèvement.

Ruisseaux. — Que dirai-je du troisième mode, le ruisseau. Les fosses fixes, les tinettes mêmes coûtent cher, et alors on jette, la nuit, dans la rue et dans le ruisseau le produit excrémentitiel de la journée. Faut-il faire un crime aux pauvres gens qui recourent à ce système? Mon Dieu, je ne le crois pas. Ne s'empoisonneraient-ils pas chez eux, s'ils gardaient ces matières trop longtemps, dans un espace quelquefois si restreint, que l'air, même s'il était débarrassé de toutes les causes matérielles d'impureté, est souvent insuffisant pour leur alimentation.

Telle est la situation au Havre, tels sont les dangers que court la population toute entière.

Il appartient à l'Administration de trouver le remède à ce mal, il est dans le principe énoncé plus haut : évacuer le plus tôt possible, au moins dans les vingt-quatre heures toutes les matières sales, aussi bien les poussières, les eaux de lavage et ménagères, les résidus de la vie, que les déjections humaines ; ne pas laisser séjourner dans les maisons les matières alvines.

Nous n'avons pas la prétention de dire ce qu'il y aurait de mieux à faire. Des hommes compétents se sont occupés partout de cette question, et elle est toujours au Havre une question à l'ordre du jour et tous les jours un pas nouveau est fait vers la réalisation de l'assainissement de la ville.

Néanmoins, il nous est permis d'émettre quelques idées à ce sujet. Nous avons choisi parmi tout ce qui a été dit et écrit sur cette question les idées qui nous paraissent être le plus en concordance avec les données actuelles de la science.

Nous ne parlerons du système tubulaire absolument étanche, fonctionnant à l'aide d'appareils aspirants et foulants, et réussissant à enlever de la ville les matières excrémentitielles sans qu'elles aient en rien souillé ni infecté l'atmosphère, que pour dire, qu'indépendamment des inconvénients d'encrassement et d'obstruction possibles, le défaut de pente qui existerait au Havre, surtout dans la ville basse, rendrait l'écoulement des matières difficile sinon impossible. Et, si l'on a vu à Memphis, dans une même année plus de 20 cas d'obstruction se produire malgré une pente relativement sensible, quelles craintes ne devrait-on pas avoir au Havre, où la pente est insignifiante. Au point de vue économique, il y aurait d'ailleurs une double dépense puisqu'il faudrait créer des égouts pour les eaux pluviales.

Tout à l'égout. — Le système qui nous semble le mieux convenir est le système du « tout à l'égout ». Ce système nous paraît, selon l'expression du Dr H. Gueneau de Mussy : « le système le plus voisin de la perfection ».

Mais, il est bien entendu que, pour cela, il doit remplir un certain nombre de conditions essentielles, sans lesquelles il a toutes les chances possibles d'échouer. Si, en effet, par exemple à Lyon, il a donné de mauvais résultats, c'est qu'il avait été institué d'une manière incomplète et irrationnelle.

En revanche, grâce au système du tout à l'égout on a vu la mortalité diminuer d'une façon sensible dans toutes les villes où ce système a été bien appliqué. C'est ainsi qu'à Berlin, où la transformation n'est pas encore complète, la mortalité qui était de 38 pour mille en 1871, est aujourd'hui de moins de 30 ; qu'à Bruxelles elle est descendue de 31 en 1871, à 23 en 1880 ; à Dantzig de 35 en 1869 à 28 en 1879. Ces chiffres sont éloquents et parlent haut en faveur du système.

Ainsi, pourvu qu'on donne aux égouts une pente suffisante, et qui permette un écoulement constant, pourvu qu'on ne ménage pas l'eau nécessaire à leur lavage, et qu'on établisse de bons appareils de ventilation, nous croyons que ce système est le meilleur et donnera les plus excellents résultats.

Mais il faut que ce système puisse être applicable au Havre ; or nous avons dit plus haut que la ville basse est au-dessous du niveau de la mer haute en beaucoup de points et que par suite l'écoulement ne peut se faire que pendant 4 ou 5 heures par marée, qu'il est intercepté pendant le reste du temps à cause de la hauteur de la mer, et que d'un autre côté la provision d'eau à volonté n'existe pas au Havre.

Ces objections ne nous paraissent pas insolubles et des travaux suivis nous permettent de dire qu'au Havre, à peu près partout la pente des canaux sera suffisante. Les travaux de l'architecte-voyer de la ville, entrepris dans ce but, ont, en effet, démontré que pour toute maison dont la distance à la rue n'excède pas 50 mètres, les égouts auront une pente de 0,03 centimètres, pente suffisante, avec des canaux de 0m,20 de diamètre pourvu que l'on ait de l'eau à volonté. Or, très restreint est le nombre de maisons éloignées de plus de 50 mètres de la rue, dans le quartier plat de la ville. Il y aura donc peu de fosses fixes à persister et elles sont, d'un autre côté, appelées à disparaître avec le percement de nouvelles rues.

L'écoulement constant, qui ne peut se faire seul que pendant 4 heures sur 12 pourra également être obtenu à l'aide de machines élévatoires, comme cela existe déjà à Paris, pour envoyer les matières des égouts sur les champs d'irrigation.

Un autre obstacle existe à la côte, c'est la trop grande pente. Il faudrait une quantité d'eau trop considérable pour arriver à donner un courant continu. Là encore est un moyen de parer à cet inconvénient, c'est le siphon automatique intermittent. Le colonel Waring a installé à Memphis des siphons de ce genre, qui tous les quarts d'heure font une chasse puissante dans toutes les conduites et suppléent d'une façon très suffisante à l'écoulement continu.

Une autre chose est nécessaire, c'est une quantité d'eau suffisante. « Il faut qu'il y ait trop d'eau pour qu'il y en ait assez », dit Foucher de Careil. Pour faire de la bonne hygiène, il faut accepter ce principe dans même ce qu'il a d'exagéré. Nous pensons en effet qu'il est réalisable et aujourd'hui les américains de New-York peuvent nous en donner un exemple. Le volume d'eau qui était déjà de 300 litres par tête, en 1883, va être porté à 1000, lorsque le grand aqueduc circulaire qu'ils sont en train de construire va être terminé. L'eau n'est pas seulement utile en effet pour l'alimentation et les besoins journaliers de l'individu, il y a aussi l'arrosage des rues, des promenades, des jardins, le lavage des ruisseaux et les chasses des égouts. D'ailleurs, nous n'avons pas besoin de pousser à bien faire l'Administration du Havre, sur ce point, elle est en principe décidée à ajouter de nouvelles sources à celles qui alimentent aujourd'hui la cité. Elle est malheureusement obligée de penser aux nécessités budgétaires et de ne pas mener de front et rapidement toutes les améliorations à la fois et si la nouvelle conduite d'eau potable projetée permet d'améliorer un peu la situation en portant comme on l'espère presque à 100 litres par tête la quantité d'eau disponible, le problème ne sera pas résolu tant que le système des égouts restera ce qu'il est.

Les égouts une fois faits et alimentés d'une quantité d'eau suffisante, reste la question de la ventilation. Eh bien, si les égouts sont établis sur les bases rationnelles que nous venons de donner, rien ne sera plus facile que cette ventilation; il suffira de laisser ouvertes les bouches d'égouts et les autres orifices donnant accès aux égouts. Ce moyen est supérieur à tous les appareils qui coûtent toujours fort cher et ne fonctionnent jamais. Si nous rappelons que pourvu que l'eau soit en quantité suffisante les émanations nauséabondes sont à peu près complètement détruites. Nous voyons que ce mode de ventilation ne souffre que peu d'inconvénients.

Ce projet d'assainissement du Havre nous paraît donc très réalisable, et nous ne craignons pas de dire qu'il est regrettable que le Conseil municipal, dans sa dernière session, ait distrait le projet d'assainissement du Havre de la question d'une conduite d'eau potable et ajourné, disent les conclusions du pourtant excellent rapport de M. Genestal, « l'étude de l'assainissement du Havre » pour ne retenir que l'établissement d'une nouvelle conduite d'eau.

Certainement, une plus grande quantité d'eau ne peut être qu'une bonne chose et constituera déjà une amélioration, mais on peut dire que tant qu'on n'aura pas établi sur des bases rationnelles et méthodiques et d'une façon complète, non pas dans tel ou tel quartier, mais dans toute la ville les travaux d'assainissement que la santé publique réclame, il n'y aura encore à peu près rien de fait.

Il est au pouvoir de l'administration et de la science réunies dans un effort commun, comme écrivait le Dr Gibert au journal « Le Havre » de supprimer les causes de décès par les maladies contagieuses, mais pour cela, il faut vouloir faire les frais que ces travaux réclament.

Tant que le système des égouts n'embrassera pas toute la ville, tant qu'il n'y aura pas assez d'eau pour les nettoyer, la mortalité ne fléchira pas sensiblement.

Chasses par l'eau de mer. — Retenons cependant un bon point pour l'Administration qui paraît n'avoir pas complètement ajourné l'étude de l'assainissement du Havre, puisque nous savons qu'elle fait travailler actuellement à un projet d'établissement de chasses par l'eau de mer. Il y a là, en effet, surtout pour la basse ville, un facteur très important pour résoudre le problème du trop d'eau pour en avoir assez. Je dis même plus, c'est que l'administration ne doit pas cesser de tendre à utiliser cette eau pour les chasses, au moins des égouts situés à mi-côte. Pourvu qu on veuille faire les frais d'appareils élévatoires puissants, on peut en effet fort bien arriver à chasser les matières des égouts, même des hauts quartiers, à l'aide de l'eau de la mer.

Les demi-mesures ne font qu'augmenter les dépenses et ne feront jamais, certainement, de travaux d'une aussi incontestable utilité, des travaux parfaits. Seul un travail d'ensemble peut mener à bien une telle entreprise. L'établissement d'un système d'égouts dans tous les quartiers et l'augmentation de la quantité d'eau sont deux choses corrélatives. L'une sans l'autre peut constituer, si l'on veut, une amélioration, mais nous ne croyons pas qu'elle diminue en rien, ou à peu près, le chiffre de la mortalité.

Terminons donc cette courte étude en émettant le désir que, revenant sur la décision malheureuse qu'elle vient de prendre, l'Administration municipale ne dissocie pas deux mesures qui se complètent absolument. L'étude de l'assainissement de la ville ne se comprend pas, sans l'étude de la question des eaux. Ce n'est pas, en effet, l'eau d'alimentation qui manque à la population, c'est l'eau de lavage, mais pour utiliser l'eau de lavage, il faut des égouts.

Espérons donc que réunissant dans une même étude la question entière de l'assainissement de la ville, elle mette dès maintenant au concours un projet complet et méthodique, qui, une fois réalisé, supprimera la plus grande des causes de mortalité pour une cité, car elle favorise l'action de toutes les autres.

Nous voulons bien que les difficultés budgétaires ne permettent pas d'entreprendre le travail entier à la fois, mais nous répétons que pour arriver à un résultat utile et le plus parfait possible, le plan d'exécution doit être un et entier, et s'étendre non pas à un quartier, mais à la fois à toute la ville. L'exécution seule peut être successive pourvu qu'elle soit continue, que chaque année voie faire avec la progression la plus rapide possible, une partie des travaux décidés, jusqu'à ce que l'ensemble soit complètement réalisé.

Il n'est pas nécessaire de rappeler que tant que ces travaux ne seront pas accomplis, et qu'il sera, par conséquent, nécessaire de tolérer ce qu'il est impossible de supprimer encore, il incombera à l'Administration de prendre toutes les mesures temporaires nécessitées par les défauts actuellement existants.

Nous n'avons pas besoin de dire qu'elle devra veiller au balayage des rues, à l'enlèvement des détritus de ménage déposés, selon les règlements, dans des boîtes à la porte des maisons, à l'enlèvement des poussières, des boues, des glaces et des neiges, qu'elle veillera à l'arrosage des rues qui, fait avec des eaux propres, pendant les jours de sécheresse, est aussi utile à la santé publique qu'à la conservation des chaussées ; à l'amélioration des ruisseaux, tant que les rues n'auront pas de réseaux d'égouts, qu'elle prescrira les meilleurs moyens pour empêcher, tant que les égouts n'auront pas été construits d'après les bases rationnelles que nous avons indiquées, les mauvaises odeurs de venir infecter les trottoirs et les rues.

L'entreprise d'assainissement comprendra aussi la question du percement de nouvelles rues qui permettraient de mettre toutes les maisons en communication avec les égouts et l'élargissement des rues trop étroites, qu'il sera utile de conserver, la création de squares et la plantation d'arbres là où il sera possible ; certaines améliorations ne constituent pas seulement un embellissement pour la ville, mais aussi toute une source de pureté, non seulement pour l'atmosphère mais aussi pour le sol.

CHAPITRE II

Des habitations au point de vue de la diphthérie.

En mettant la rue dans les meilleures conditions de salubrité possible, nous aurons détruit une importante cause des épidémies diphthéritiques et autres, mais la salubrité des constructions n'est pas moins utile à la santé que celle des rues et nous verrons que la première des recommandations faites pour le traitement d'un enfant atteint du croup est de le mettre dans une chambre vaste et bien aérée, recommandation qui fait rêver et rend triste si l'on réfléchit à la manière dont sont logés les pauvres gens qui ont le plus à souffrir de la diphthérie.

Il conviendrait donc de drainer le sol sur lequel seront construites les maisons nouvelles et de mettre toutes les habitations en communication par un appareil siphoïde avec les égouts, à mesure que ceux-ci seront construits.

Pour prévenir l'humidité qui favorise l'éclosion des maladies des voies respiratoires et par conséquent prépare le terrain pour la diphthérie, on devra rendre les murs aussi imperméables que possible, et dans les constructions nouvelles, isoler le sol par une couche métallique ou de bitume, et faire des murs présentant une couche d'air dans leur intérieur.

Mais c'est surtout sur la dimension des pièces habitées que nous devons appeler l'attention. Toute pièce dans laquelle on doit séjourner pendant plusieurs heures doit jouir d'une lumière suffisante et d'un air pur. Or, si en général, les maisons habitées par la classe aisée jouissent de ce privilège, il n'en est pas de même pour la classe pauvre. Il existe au Havre des quartiers qui ne voient à peu près jamais le soleil et sont composés de maisons sales, à logements petits dans lesquels s'accumulent des ménages entiers se partageant l'air qui serait quelquefois à peine suffisant pour un seul individu et qui a déjà été souillé par les infectes émanations de la rue. Nous n'avons pas besoin de dire qu'il n'appartient pas à l'administration de faire raser du jour au lendemain des taudis semblables, mais il est bon de rappeler qu'une quantité d'air égale à 60 mètres cubes par heure et par personne adulte est nécessaire dans une chambre à coucher, que, lorsque cette quantité est moindre elle doit être suppléée par la ventilation puisant l'air à l'extérieur, là où il est le plus pur.

Or il appartient à l'administration de s'opposer par des règlements à ce que certaines maisons soient encombrées d'êtres vivants, comme cela se voit dans certains quartiers, et nous déplorons qu'il n'existe pas, comme en Angleterre, une loi qui autorise les municipalités à limiter le nombre des locataires dans chaque logement.

Ces précautions prises, l'administration locale ne doit pas manquer, à toutes les fois qu'elle le peut, de laisser disparaître ces masures mal construites et de veiller avec soin à ce que toute construction nouvelle soit en rapport avec les recommandations de l'hygiène. Il n'entre pas dans notre esprit, et le plan de notre travail ne le comporte pas, de faire ici l'hygiène des maisons, qu'il nous suffise de dire avec le professeur Arnould que : « l'idéal de l'habitation serait une création qui soustrai- « rait l'individu, la famille et les groupes à l'action des pro- « priétés physiques de l'atmosphère dans la mesure convenable, « et rien que dans cette mesure, en même temps qu'elle per- « mettrait aux individus de jouir de l'intégrité parfaite des « propriétés chimiques et biologiques de l'air ».

C'est en ne perdant pas de vue ces deux principes que les économistes et les hygiénistes pourront penser à réformer peu à peu les logements et à mettre les masses ouvrières, car ce sont surtout celles-ci qui souffrent de l'insalubrité des maisons, à l'abri des épidémies qu'entretiennent trop facilement les groupes d'habitations des vieux quartiers de la ville, immondes cloaques, propres à la conservation et à la multiplication de tous les êtres microbiens qui s'acharnent après l'espèce humaine.

L'habitation des hommes doit être entourée d'air de tous côtés, bâtie en matières imperméables, mise à l'abri de l'humidité, cette cause si favorable à la diphthérie. Séparée des immondices par des water-closet fermés et facilement nettoyables, elle doit être bien orientée et très bien approvisionnée d'eau.

Si nous rappelons les conditions lamentables dans lesquelles se trouvent logés les ouvriers surtout dans les grandes cités, et en particulier au Havre, dans les bas quartiers, quartiers difformes et sales, entassements de maisons et d'étages, logements sans soleil, sans eau, sans cabinets d'aisances, etc., on nous saura gré d'avoir signalé cette cause d'infection et quand nous aurons ajouté que le meilleur moyen de parer à ces graves inconvénients est la cité ouvrière, c'est-à-dire une agglomération de maisons économiquement installées, salubrement disposées, mais surtout indépendantes et susceptibles d'être acquises par voie d'épargne, instrument industriel le mieux approprié au développement du citoyen, le meilleur des liens entre le patron et l'ouvrier, nous en aurons fini avec ce chapitre, n'ayant point entrepris une étude de l'hygiène complète de l'habitation mais n'ayant, au contraire, pas d'autre but que de faire ressortir le caractère éminemment puissant des habitations dans l'étude étiologique des maladies épidémiques et en particulier de la diphthérie.

De la caserne des Douanes. — Nous sommes heureux de dire ici que le Havre est entré déjà depuis longtemps dans cette voie et que depuis 1871, la Société Havraise des cités ouvrières, subventionnée à son début par le Conseil municipal, a créé dans deux quartiers, rue de la Cité-Havraise et rue Desmallières, plus de 117 maisons, très hygiéniques, dont dès 1884, 56 étaient déjà vendues, et 38 entièrement payées.

Mais, nous déplorons qu'il existe certains logements collectifs formés d'énormes blocs de bâtiments à étages multiples, dans lesquels les planchers, les plafonds, les cloisons séparatives, les refends, les cages d'escaliers, les corridors réduisent de plus de moitié les espaces libres, augmentent dans une proportion considérable les surfaces intérieures susceptibles de retenir les germes d'infection et gênent la ventilation. Ces logements contraires à l'hygiène lorsqu'ils ne sont habités que par des soldats, le sont cent fois plus encore s'ils constituent des logements de famille, tels que la caserne des Pompiers, et surtout la caserne des Douanes au Havre. Cette caserne des Douanes, berceau des épidémies diphthéritiques au Havre, va surtout nous occuper.

C'est un immense familistère qui ne renferme pas moins de 445 familles et 1,750 personnes. Vaste bâtiment carré, construit sur un terrain d'alluvions plus bas que le niveau des marées hautes, divisé en petits logements de deux trois et quatre pièces, ayant chacun une cuisine et un évier envoyant les eaux à l'égout, par un tuyau sans siphon. Tous les coins sont munis d'un water-closet, commun à chaque aile du bâtiment, qu'il est difficile de tenir très propres, l'eau étant en quantité insuffisante. Ce monument est, en outre, entouré d'égouts, dont la pente insignifiante ne permet pas aux eaux infectes qui les gorgent de s'écouler, et qui constituent pour tout le quartier une source de mauvaises odeurs et de miasmes infects. Aussi, de tout temps, comme nous n'avons cessé de le dire, y a-t-il eu presque chaque semaine ou tout au moins tous les mois, quelques cas de croup dans ce bâtiment.

Aussi avons-nous raison de dire qu'une telle agglomération est aussi contraire à la morale qu'à la santé publique. Combien déplorable n'est pas en effet une promiscuité semblable de ménages composés de femmes, de jeunes filles et d'enfants et de jeunes célibataires.

Si nous ajoutons que les douaniers ne sont pas libres d'aller habiter ailleurs et qu'ils doivent louer à leur administration un logement dans cette caserne exploitée par la direction même des douanes, n'y a-t-il pas là de quoi soulever l'indignation générale ?

Et encore, on ne les force pas à prendre un logement suffisamment étendu pour que chaque membre de la famille ait le cube d'air utile à son entretien, de telle sorte que certaines familles, d'instruction peu élevée et d'une insouciance plus grande encore que leur ignorance, se logent en commun dans une pièce dont le cube serait à peine suffisant pour une ou deux personnes.

Aussi, ne pouvons-nous mieux terminer ce chapitre qu'en dénonçant cette déplorable situation dans laquelle sont forcés de vivre de nombreuses familles intéressantes et de faire les vœux les plus ardents pour la disparition de cette caserne, et surtout de son mode d'exploitation.

CHAPITRE III

Des mesures de prophylaxie sociale et domestique.

« Mieux vaut prévenir que réprimer. »

Nous venons de démontrer que les mesures de prophylaxie générale sociale relatives à la salubrité des milieux où sont susceptibles de se développer les germes de la diphthérie ainsi que celui des autres maladies contagieuses sont loin d'être prises d'une façon suffisante au Havre, mais que ces milieux sont très susceptibles d'être modifiés et que, pourvu que l'Administration veuille bien marcher dans la voie des améliorations demandées et ne pas se laisser arrêter par des considérations budgétaires, nous pouvons arriver à diminuer de plus en plus le chiffre de la mortalité par la diphthérie. Mais cette partie de la prophylaxie recommandée par les hygiénistes doit être remplie par les économistes, les ingénieurs, les architectes ; le rôle du médecin hygiéniste ne s'arrête pas là et c'est surtout à lui qu'il appartient de protéger les individus contre le contage, en détruisant celui-ci, en l'empêchant de se propager par des mesures convenables, en s'opposant à sa pénétration dans l'organisme, et en rendant le sujet réfractaire ou du moins plus résistant à son développement et à son action.

Tous ces points se touchent et nous paraissent devoir être traités simultanément, les divisions devant nous amener à des redites. Cette partie de notre travail comprendra deux points : 1° l'étude de la prophylaxie sociale qui doit se faire en ville et à l'hôpital, 2° la prophylaxie domestique.

§ 1. **Prophylaxie sociale.** — La prophylaxie sociale en ce qui concerne la lutte contre le contage lui-même, doit être faite par l'hospitalisation, ou bien alors au moyen de certaines mesures prises en ville, et qui nous paraissent être les suivantes :

A. *Prophylaxie sociale en ville.* — En France, cette partie de la protection des individus contre eux-mêmes est actuellement encore peu développée. Un diphthéritique peut se promener librement et porter par conséquent le germe du mal dont il est atteint à une grande distance du point où il a été pris et être ainsi la cause de la création d'un nouveau foyer. Il y a là un abus auquel les institutions d'hygiène n'ont malheureusement pas d'armes à opposer. Cela constitue cependant un danger social : or, nous pensons que la société a bien le droit de se protéger contre lui et il semble qu'une loi pourrait être portée qui donne à ces institutions des pouvoirs plus élevés. Malheureusement, la contrainte n'est pas d'accord avec nos idées démocratiques et libérales ; nous considérons la liberté de l'individu comme une chose sacrée et nous avons l'habitude de concéder que, dans un pays libre, chaque individu est libre de prendre les moyens qu'il lui plait pour conserver sa santé. Si d'ailleurs on lui enlevait cette liberté, au moins pour les maladies infectieuses, il y aurait à craindre que les agents extra-médicaux chargés d'empêcher ces promenades, par exemple, de diphthéritiques, eussent quelquefois la main un peu brutale et soient par conséquent très mal accueillis. D'un autre côté, les administrations seraient peut-être souvent portées à charger les médecins de ce rôle. Un semblable métier a trop le caractère policier pour ne pas répugner à la plupart de nos confrères. Mais si l'intervention officielle court le risque d'être brutale et quelquefois regrettable, il nous semble qu'on pourrait obtenir beaucoup de la persuasion. Ici, le médecin serait bien dans son rôle. C'est à lui à faire entrer dans l'esprit du peuple la crainte des maladies contagieuses et les dangers qu'un malade fait courir à ceux qui l'entourent.

Des conférences devraient être faites, non pas seulement dans les écoles de médecine, aux étudiants, mais dans toutes les villes, aux mères de famille et aux personnes qui s'intéressent au bien-être et à la santé des leurs et de leurs concitoyens.

Déjà chaque année, des conférences, très suivies généralement, sont faites au Havre, sur l'une ou l'autre des maladies contagieuses, et je suis sûr que ces conférences ne sont pas pour rien dans la bonne volonté que mettent presque tous les citoyens à se soumettre aux mesures prescrites par l'Administration sur les conseils de la Société et du Bureau d'hygiène.

Et, de plus, il faut rappeler au médecin que, s'il doit tenir compte des intérêts du malade, il ne doit pas oublier non plus ceux de la société. Il doit donc, après avoir fait remarquer les dangers du mal pour l'entourage d'un malade, faire ressortir aussi combien il serait regrettable que ce malade fût la cause de la dissémination de la contagion. Sans nuire en rien aux intérêts du malade ou à ceux de sa famille, il peut leur prescrire et leur recommander fortement des mesures qui sauvegardent la santé publique, telles, par exemple, l'envoi du malade à l'hôpital si la chose est possible et l'hôpital convenable. Telle, la nécessité de rester isolé chez soi, et de n'être approché que par les seules personnes nécessaires pour donner des soins ; etc.

Toutes ces mesures imposées par la persuasion, et admises en principe par l'opinion, le gouvernement pourrait alors porter des lois, les administrations locales et départementales édicter des règlements dont l'application deviendrait ainsi facile. Ce qui se pratique déjà à Bruxelles depuis 1874, nous en est garant et nous donne d'ores et déjà d'utiles indications. Exemple d'autant plus frappant que les lois qui régissent la Belgique sont très comparables aux nôtres et que, malgré cela, il a suffi que la municipalité de Bruxelles prenne l'initiative de mesures préservatives, relativement sévères pourtant, pour qu'on arrive à un résultat déjà satisfaisant. Nous laisserons à ce point le caractère général qu'il comporte. Il en ressort assez son importance au point de vue de la maladie qui nous occupe.

Voici en résumé, d'après les renseignements de M. le professeur Proust, en 1882, à l'Académie de médecine, ce qui a lieu en Belgique.

Aussitôt qu'un cas de maladie contagieuse a été vérifié par un inspecteur du Bureau d'hygiène, si la présence du malade dans la maison qu'il habite peut devenir dangereuse, il est transporté dans une voiture spéciale et conduit á l'hôpital. Si c'est la variole, on vaccine toute la famille et toute la maison. Un conducteur des ponts et chaussées est chargé de voir si la maison est dans de bonnes conditions de salubrité et fait exécuter d'urgence tout ce qui est nécessaire pour donner cette salubrité. L'administration se charge plus tard du recours contre le propriétaire. Les locaux sont désinfectés par des agents sanitaires, et on laisse dans la maison une instruction qui indique aux habitants les précautions qu'il est bon de prendre. Chaque soir, le chef du Bureau d'hygiène fait légaliser par le bourgmestre ou un échevin, les pièces régularisant les mesures qu'il a été obligé de prendre. Cette organisation a pleinement réussi, et l'on a vu toutes les épidémies diminuer en attendant qu'elles disparaissent. Sans doute que, s'il est quelquefois difficile de déterminer l'origine d'une épidémie, il n'est pas toujours plus aisé de reconnaître quelles sont les causes qui l'ont fait diminuer ou disparaître, mais on est bien en droit de penser que des mesures comme celles que nous venons d'indiquer méritent d'être marquées parmi celles dont l'action a été le plus utile.

Une loi plus sévère encore et dont voici les principales dispositions était proposée en Suisse dès 1882 :

1° Dénonciation par le médecin, malgré le code pénal qui l'astreint au secret professionnel, ou par toute autre personne, dès qu'un malade est atteint d'une des maladies contagieuses désignées par la loi.

2° Isolement des malades et de ceux qui les soignent.

3° Désinfection du malade et de toute personne qui l'aurait approché, ainsi que de tout objet ayant été en contact avec lui.

4° Application de la loi, en tous temps, par le pouvoir fédéral, au choléra asiatique, à la variole, au typhus pétéchial et à la peste.

5° Vaccination obligatoire, en attendant qu'on ait découvert les virus-vaccins des autres maladies.

6° Temporairement, les autorités cantonales peuvent étendre l'application de la loi à la scarlatine, à la diphthérie, au typhus, à la dysenterie et à la fièvre puerpérale.

Dernièrement cette question était encore discutée au congrès de Toulouse et des mesures législatives analogues étaient demandées. Il est vrai que toutes ces prescriptions ont un caractère général, mais il est difficile d'en distraire une partie pour ne conserver que ce qui a rapport à la diphthérie. Nous pensons que quelques-unes de ces dispositions seraient peut-être susceptibles d'être édictées en France par une loi et quelques-unes peut-être par un arrêté des administrations locales. Nous sommes sûrs que lorsque, comme nous le disions plus haut, les médecins auront, par la persuasion, convaincu les populations du danger qu'un seul malade laissé libre de son action et non isolé fait courir à la collectivité, la société toute entière verra, sans crier, l'application d'une loi édictée dans ce sens. Ne voit-on pas déjà en Angleterre, sans qu'aucune loi y force, des personnes de la plus riche société ne pas hésiter à envoyer dans des hôpitaux, préparés à cet effet, leurs enfants atteints de scarlatine, et cela aussi bien dans l'intérêt du malade que de sa famille et de la société. Si, dans tous les cas, on ne forçait pas d'une façon absolue les familles aisées à envoyer leurs enfants atteints de croup, à l'hôpital, on leur imposerait l'obligation de les isoler, que l'administration se chargerait de surveiller.

En résumé, le législateur, s'inspirant de la loi du 21 juillet 1881, sur les épizooties, pourrait édicter une loi dont l'économie reposerait sur les trois prescriptions essentielles suivantes : déclaration, isolement, désinfection, assurées par trois autres dispositions secondaires : le fonctionnement d'un personnel de délégués et d'agents de salubrité, les vaccinations, et les indemnités dans certains cas.

B. *Prophylaxie hospitalière.* — Nous venons de dire que parmi les mesures qui pourraient être édictées par une loi, serait le transport par des voitures spéciales des malades contagieux, et par conséquent des diphthéritiques, à l'hôpital, mais, pour imposer une obligation semblable, l'établissement hospitalier doit donner des garanties et des facilités suffisantes à toutes les personnes qui sont susceptibles d'être hospitalisées. Aucun établissement de ce genre n'existe au Havre. Il y aurait donc lieu de voir ce qu'il conviendrait de faire pour l'établir.

Si c'est une nécessité et même un bienfait pour les enfants pauvres, atteints de diphthérie, d'entrer à l'hôpital, si nous voyons au Havre à peu près tous les enfants atteints du croup y arriver, il est certain que les familles aisées aimeront mieux garder leurs enfants chez eux que de les envoyer dans un établissement où ils seraient sûrs d'être moins bien soignés que chez elles. Il y a donc lieu de considérer les établissements hospitaliers destinés aux personnes atteintes de maladies infectieuses, à ces deux points de vue.

Un établissement convenable à la fois aux indigents et aux familles aisées devrait donc remplir les conditions suivantes : facilités pour bien soigner les malades atteints de maladies contagieuses, protection de la santé de ceux qui les soignent, protection de la ville contre la propagation du fléau en dehors de l'hôpital.

Nous n'avons pas l'intention ici de présenter un modèle d'hôpital à l'usage des maladies contagieuses. Nous avouons volontiers que notre compétence ne va pas jusqu'à nous penser capable de résoudre un problème aussi important que celui-là, d'autant qu'il est difficile à des hommes dont la valeur est grande et qui ont consacré toute leur vie à l'étude de cette belle et utile question de la conservation des individus, de fournir des données pratiques et immédiatement exécutables à ce sujet.

Nous ferons seulement remarquer : 1° que l'isolement le plus rigoureux possible des malades est le point auquel on doit viser, et d'une façon générale, l'isolement le plus près de la perfection est celui que l'on obtient à l'aide d'un hôpital affecté à une seule maladie ou formé, pour chaque maladie, de pavillons si indépendants les uns des autres, que chaque pavillon peut-être considéré comme un hôpital distinct. C'est l'organisation la plus coûteuse et la plus difficile à organiser. 2° Qu'un pavillon isolé dans un hôpital général donne une sécurité moindre, mais encore suffisante, et qu'il est d'une installation plus économique et plus facile. 3° Que les services spéciaux, sans communications avec les services voisins, mais placés au milieu du bâtiment seraient une ressource précaire fertile en déceptions. 4° Que l'isolement dans des salles réservées, à l'entrée des services généraux vaut mieux sans doute que la promiscuité, mais est souvent illusoire et ne donne qu'une sécurité trompeuse. Disons cependant que c'est ce qui se pratique à l'hôpital du Havre pour la diphthérie, et que malgré cela, c'est à peine si depuis 7 ans, il y a eu 4 à 5 cas intérieurs. Mais disons, d'un autre côté, que c'est peut-être à cette insuffisance d'isolement qu'est due la mort d'un enfant opéré au mois d'août 1887 et qui succomba à un érysipèle survenu dans le cours de sa convalescence, alors qu'il sortait déjà sur le carré où donnait une salle de chirurgie dans laquelle se trouvait à ce moment deux érysipèles.

De ce que, d'ailleurs, il n'y a pas à déplorer trop d'accidents causés par cette insuffisance de l'isolement, il ne faut pas tirer la conclusion qu'il n'est pas utile de faire de l'isolement dans la diphthérie. Si la diphthérie est notablement moins contagieuse que la variole, la rougeole et même la scarlatine, sa gravité est assez grande et sa mortalité assez importante pour que des mesures prophylactiques aussi sérieuses que pour les maladies précédentes soient prises. Nous ajouterons à ces considérations que sans être aussi contagieuse que les maladies citées, la diphthérie n'en est pas moins la plus meurtrière de toutes les maladies épidémiques qui ont sévi au Havre, puisque depuis 7 ans elle entre, à elle seule, pour près d'un tiers dans la somme des décès causés par les maladies épidémiques et contagieuses.

Il n'est donc pas prudent de laisser les diphthéritiques dans les salles communes aux autres malades et il est insuffisant de les isoler à l'entrée des services généraux. Même un service distinct dans un quartier éloigné d'un hôpital ne nous satisferait pas complètement et ne devrait être considéré que comme provisoire.

Ce qu'il faut, en attendant que les administrations se décident à faire pour les maladies contagieuses des hôpitaux indépendants, ce sont des pavillons absolument isolés, au milieu des jardins des hôpitaux d'enfants ou d'adultes. Déjà le Havre a créé, dans le nouvel hôpital, deux pavillons isolés de plus de 100 mètres de tous les autres pavillons et destinés aux fièvres éruptives, nous émettrons le désir qu'un pavillon d'isolement soit également construit dans des conditions convenables, pour l'isolement des diphthéritiques.

Le pavillon d'isolement qui nous paraîtrait le plus convenable devrait être construit en matériaux imperméables, à parois intérieures sans angles, lisses et émaillées, faciles à laver, à désinfecter. Construit seulement pour les enfants, les adultes n'étant atteints qu'exceptionnellement, il serait divisé en deux parties, l'une pour les garçons, l'autre pour les filles. Chaque moitié comprendrait des salles séparées : deux chambres à un lit, dites chambres d'observation pour les cas où le diagnostic est insuffisamment assis, comme, par exemple, lorsqu'on a affaire à certaines angines blanches et qu'on hésite à les regarder comme pultacées ou comme diphthéritiques. Une salle d'opérations, deux salles de 4 à 6 lits pour les cas en cours de traitement, pour les opérés et les malades en voie de guérison ; au moins deux grandes chambres pour un seul malade et convenablement installées pour satisfaire aux personnes aisées qui, comprenant les dangers que leur malade fait courir à son entourage ne demanderaient pas mieux que d'envoyer leur enfant à l'hôpital, mais à la condition qu'il soit veillé et soigné par sa mère. Cette disposition, devrait d'ailleurs exister aussi bien pour les autres affections contagieuses. Une autre salle existerait pour les convalescents, où les parents pourraient sous certaines réserves être admis, et où les enfants pourraient se distraire en attendant la fin d'une convalescence toujours longue.

Entre les deux ailes se trouveraient tous les locaux de service, chambres pour infirmières, cuisine, bains, et surtout une étuve à air chaud pour la désinfection et dans laquelle on pourrait faire tomber, à l'aide d'une trémie inclinée, tous les objets souillés. Tout objet ayant pu être contaminé devra être lavé dans une solution désinfectante ou plutôt porté à une température de 106 degrés centigrades avant de sortir du pavillon et d'être transporté, soit à la buanderie, soit aux magasins, soit au vestiaire.

Les infirmières coucheraient dans le pavillon. Pas plus que les mères de familles qui veillent auprès de leurs enfants, elles ne devraient fréquenter les personnes des autres services ni les gens du dehors : on peut les autoriser à se promener dans un rayon convenu, et il n'y aurait même que peu d'inconvénient à leur laisser la liberté de se promener par tout l'hôpital, mais il vaut mieux leur limiter la promenade que de les exposer à enfreindre la défense que nous venons de leur faire de communiquer avec les gens des autres services.

Un hôpital compris de la sorte permettrait de bien soigner les enfants atteints de la diphthérie et de prévenir la diffusion du poison, il n'exposera plus les malades des autres services à prendre le mal ou les convalescents du croup à avoir les complications que nous rencontrons si souvent dans les hôpitaux communs : rougeole, coqueluche, scarlatine, etc.

Quant aux personnes chargées du soin de ces malades, on les choisira fortes et pleines de bonne volonté, on les préviendra du danger qu'elles courent, on les nourrira de la façon la plus confortable, on leur fournira des vêtements facilement lavables et on leur recommandera les plus grands soins de propreté. Le médecin devra finir son service par là, s'il en a d'autres et, il n'est pas besoin de lui recommander de ne jamais porter en ville le vêtement qui lui sert dans ce service.

Toutes ces mesures bien prises, séparation effective et absolue des malades et du personnel, interdiction absolue de communications avec l'extérieur, interdiction de toutes visites pendant la maladie de l'enfant, obligation des parents à laisser l'enfant jusqu'à ce que le médecin juge bon de signer sa sortie, autorité absolue et complète du médecin sur les malades et sur le personnel, il n'y aura plus de crainte que le fléau soit porté de l'hôpital en ville et pour peu que l'on prenne, en ville, l'habitude d'envoyer tous les enfants atteints de diphthérie à l'hôpital, et de se soumettre à toutes les mesures de désinfection prescrites dans la maison contaminée, on verra diminuer de plus en plus le fléau, et le bienfait de l'hospitalisation démontrera aux citoyens que si le procédé a quelque chose qui paraisse attentatoire à la liberté individuelle, il mérite bien qu'on lui obéisse si l'on prend en considération l'intérêt général et celui de la santé publique.

Il est implicitement compris que le transport des malades contagieux devra être fait par un service de voitures spéciales, construites d'une façon convenable pour être facilement désinfectées : par exemple elles seraient vernies afin d'être plus facilement lavées et leurs draperies et coussins mobiles pour pouvoir être passés à l'étuve, chaque fois qu'une voiture aura servi. Plusieurs stations seraient créées, s'il était nécessaire, afin d'être jour et nuit et le plus rapidement possible mises à la disposition des intéressés.

Il n'est pas besoin de rappeler que les ressources de l'Assistance publique sont limitées et que toute idée de luxe doit être éloignée dans la construction de nouveaux établissements hospitaliers. Nous sommes loin d'approuver les errements suivis dans la construction du Nouvel hôpital, par exemple, et tout en reconnaissant sa perfection relative au point de vue de l'hygiène, il nous paraît exagéré qu'une dépense de plus de 2 millions ait été nécessitée par la création de cet établissement qui n'a augmenté que de 185, le nombre des lits d'hôpital, au Havre. Si l'on se fut rappelé que des individus qui habitent des masures, n'ont besoin que d'air et non pas de châteaux, on n'aurait pas eu à déplorer que plusieurs centaines de malades indigents ont dû être ajournés cette année faute de place dans les hôpitaux.

Nous ne croyons pas avoir proposé dans ce chapitre de prophylaxie sociale des mesures impossibles à prendre et nous sommes convaincus que, pourvu que les médecins et toutes les personnes qui ont quelque influence sur les populations veuillent bien ne pas oublier qu'il est de leur devoir de faire par la persuasion et les conseils son éducation hygiénique, que, s'ils arrivent peu à peu à faire entrer dans l'esprit, non seulement de la classe indigente qui cède d'ailleurs à la nécessité, mais aussi des classes aisées, la coutume de l'isolement volontaire pour les cas de maladies transmissibles graves, ces pratiques acceptées entreront petit à petit dans nos mœurs, et viendra un moment où il sera possible qu'une disposition législative rende cet isolement obligatoire pour tous, et dans les hôpitaux.

§ 2. **Prophylaxie domestique.** — Mais en attendant qu'il en soit ainsi, il est nécessaire de faire connaître les moyens qui nous paraissent bons pour, un cas de diphthérie venant à éclater dans une famille, la sauvegarder pendant et après la maladie.

Ces moyens qu'il sera d'ailleurs avantageux de connaître même lorsque le transport à l'hôpital sera obligatoire, car ils seront utiles en même temps à la famille dont la maison aura été contaminée, et aux hospitalières qui seront devenues momentanément la famille, pour ainsi dire, du petit malade. L'ensemble de ces moyens peut être réuni sous le nom de prophylaxie domestique, par opposition aux mesures plus générales que nous venons d'indiquer et auxquelles nous avons donné le nom de prophylaxie sociale.

Et d'abord, un enfant est atteint du croup, et doit recevoir des soins dans sa famille. Il faudra dès l'abord éloigner les autres enfants qui par leur âge sont plus prédisposés à la maladie. La présence des personnes adultes ne sera tolérée qu'autant qu'elle sera indispensable ; toute personne pas utile est nuisible. Le père et la mère, s'ils y tiennent, et une garde-malade seront suffisants pour tous les soins à donner à l'enfant. Il est bien entendu que tout en prévenant les parents que la maladie est contagieuse, on les persuadera qu'il est facile de se protéger contre la contagion. On leur prescrira, par exemple de ne pas couvrir de baisers leur enfant, ou du moins de prendre soin de ne l'embrasser que sur les côtés des joues, le plus loin possible de la bouche, des narines et des yeux.

Les objets de table et autres dont se servira l'enfant, ne devront servir qu'à lui et devront être nettoyés avec soin chaque fois qu'on en aura fait usage. Les déjections seront désinfectées avec soin. Une solution de sulfate de cuivre ou de fer, substances de très bon marché, peut être recommandée.

Les personnes qui touchent au malade doivent prendre soin de ne pas laisser souiller leurs vètements par les expectorations de l'enfant. Ces expectorations, quelquefois chargées d'exsudats, collées au corsage d'une mère ou d'une garde malade, indépendamment de dangers de contagion pour elle, pourraient suffire à transporter la maladie à d'autres enfants.

Les gardes-malades et les mères de famille devront se garder de goûter à la cuiller les aliments qu'elles se disposent à faire prendre à l'enfant, soit pour l'engager à manger, soit pour se rendre compte si ces aliments sont trop chauds. Cette pratique est des plus dangereuses.

On devra prendre soin de ne pas se mettre au devant de l'air expiré par l'enfant et surtout des expulsions qui accompagnent la toux. C'est pour n'avoir pu se soustraire au contact de ces expulsions que plusieurs médecins et étudiants, en train de pratiquer la trachéotomie, ont été victimes de leur dévouement.

La chambre devra être la plus grande possible et très aérée, pourvu qu'elle puisse être tenue dans une température convenable. Pour assainir la chambre, il sera bon d'y pulvériser de l'acide phénique, ou du goudron végétal. A l'hôpital du Havre, on imprègne d'une façon continue, la pièce habitée par un opéré, de vapeur d'un mélange de solution d'acide phénique, de goudron et de térébenthine, ou d'une solution analogue. Cette pratique coûte peu à exécuter et, outre qu'elle désinfecte la pièce, elle donne à l'atmosphère une humidité qui parait rendre la respiration de l'enfant plus facile, et semble lui aider à expulser les fausses membranes qui sont comme liquéfiées par la respiration de cet air humide et résineux. Nous reviendrons d'ailleurs sur ce point en parlant du traitement thérapeutique du malade atteint de diphthérie.

Les personnes qui nettoyeront l'enfant devront non seulement se laver fréquemment les mains, comme nous l'avons dit plus haut, mais aussi les passer dans un liquide désinfectant qui sera l'acide phénique ou la liqueur de van Swieten. Je donnerais la préférence à la liqueur de van Swieten qu'on aurait pris soin de colorer, en bleu par exemple, pour éviter toute confusion ; la solution simple étant incolore, pourrait en effet être la cause d'accidents et d'empoisonnement si on la confondait avec un liquide destiné à être absorbé. Ne pas oublier que la liqueur van Swieten attaque les métaux.

Tous les objets ayant servi à l'usage du malade, vêtements, linge de corps, draps de lit, linges à pansements, etc. seront brûlés s'ils n'ont pas de valeur et bouillis dans l'eau, dans le cas où on voudrait les conserver.

La pièce grande et bien aérée, comme nous l'avons dit, sera propre et débarrassée de tous les objets inutiles afin de laisser le moins de place possible au dépôt des poussières. On supprimera, par exemple, les rideaux des lits et même des fenêtres, on ne gardera que le strict nécessaire de meubles. Il est bien entendu que si ces objets ont déjà séjourné dans l'atmosphère infectée, ils doivent être soumis à la désinfection.

Toutes ces précautions observées, on aura bien des chances que le fléau n'atteigne pas les personnes qui entourent le malade.

L'enfant guéri ou décédé, que conviendra-t-il de faire? Ce que nous avons déjà dit en maintes circonstances pendant le cours de cette étude.

On devra assainir tout les objets de literie, tous les vêtements qui auront pu être contaminés par le poison pendant le cours de la maladie. Si donc il existe une étuve à désinfection dans la localité, il sera recommandé d'y envoyer tous ces objets. La désinfection sera bien entendu gratuite pour les indigents et il est vraisemblable que les familles aisées n'hésiteront pas à payer une rétribution qui devra être le moins élevée possible puisque le but de cette étuve ne sera pas une spéculation, mais un moyen de sauvegarde pour la santé publique, par conséquent, une mesure d'intérêt général et dont le malade ne doit pas seul faire les frais. Cette étuve à désinfection existe au Nouvel hôpital du Havre, et a déjà rendu les plus grands services. Nous constatons d'ailleurs dès maintenant la bonne volonté générale de nos concitoyens à envoyer désinfecter tout ce qui a touché aux personnes malades.

Il conviendra de brûler les objets n'ayant pas trop de valeur, ce que l'on fera dans tous les cas. Il est bien évident qu'un objet qui aura de la valeur pour une famille pourra être considéré comme susceptible d'être détruit par une autre famille plus aisée; les appréciations restent à faire à chacun. Le médecin doit surtout recommander de faire le plus pour faire le mieux. On ne devra jamais craindre de faire trop.

Les objets de plus grande valeur devront être désinfectés de la façon suivante : le linge et les objets en toile, coton, flanelle, les couvertures de laine et de coton, les tentures et rideaux de peu de valeur pourront être plongés dans une solution de sulfate de zinc et de chlorure de sodium, mais tenue à la température de l'eau bouillante. Chaque pièce devra y être laissée au moins une demi-heure, et être bien imprégnée de la solution. Peut-être, si on ne pouvait obtenir pendant longtemps cette température élevée de la solution, les objets à désinfecter le seraient-ils d'une façon suffisante si on les y laissait pendant 5 ou 6 heures. Rien n'empêcherait d'ailleurs de les y laisser plongés une journée entière.

Les lourds objets qui ne pourraient être soumis à ce traitement, tels que les vêtements de laine, les soieries, les fourrures, les couvertures de lit piquées, les tentures susceptibles et de valeur seront soumis à la désinfection à l'étuve si c'est possible. Il en sera de même des oreillers, des lits de plumes, des matelas. A défaut d'étuve, ils devraient être soumis à la fumigation sulfureuse dans un appartement bien clos, les vêtements, les couvertures, les soieries, bien étendus, le moins en double possible afin que la fumigation se fasse bien, les matelas, les oreillers éventrés et répandus en couche mince dans la pièce à fumiger : les tapis peuvent rester par terre.

Les objets enlevés pour être portés à la désinfection ou préparés dans la pièce contaminée comme nous venons de le dire, celle-ci doit être soumise à la fumigation par la combustion du soufre. Bien qu'on ait soulevé quelques objections sur la valeur de ce procédé, c'est encore le plus pratique et celui qui paraît donner les meilleurs résultats pour désinfecter les habitations et en général les espaces clos.

Le soufre concassé en petits morceaux est placé dans un vase en fer ou en terre ; chaque vase contiendra environ un demi-kilogramme de soufre, et on pourra l'enflammer, en l'arrosant d'un peu d'alcool ou en le recouvrant d'un peu de coton hydrophile imbibé de ce liquide auquel on mettra le feu. Chaque récipient reposera sur une plate-forme en briques où au milieu d'un vase plus large dont le fond sera rempli d'eau pour être sûr qu'il ne se produira pas d'incendie. L'opérateur mettra le feu avec prudence et s'empressera de sortir en fermant les portes pour ne pas s'exposer à être asphyxié. Comme nous avons dit plus haut qu'il ne faut pas craindre de faire trop, si le propriétaire de l'immeuble tient à désinfecter plusieurs pièces, il faut bien entendu commencer par les supérieures afin de pouvoir se retirer au fur et à mesure qu'on a allumé un des foyers de soufre. Il en est de même si la pièce est grande et qu'on doive y mettre deux ou plusieurs récipients il faut allumer d'abord le plus éloigné de la porte.

Il faut environ 35 grammes de soufre pour désinfecter un espace d'un mètre cube, il sera donc utile de toiser la ou les pièces à désinfecter et de multiplier le nombre de mètres cubes par 35 pour savoir la quantité de soufre utile à la fumigation.

La fumigation devra être d'autant plus longue et énergique, la pièce devra être laissée d'autant plus longtemps fermée qu'on aura accumulé plus d'objets à désinfecter dans celle-ci.

Cette désinfection faite, si on veut faire davantage, on peut laisser fonctionner le spray chargé d'une solution forte d'acide phénique pendant une demi-journée, lorsqu'on aura réouvert la maison fermée pour la fumigation. Cela fait, on lavera à grande eau le plancher, on retapissera ou reblanchira les murs à la chaux, on revernira les meubles, etc. Il est oiseux d'ajouter que les matières désinfectées devront être soumises à une énergique lessive avant d'être remises en usage.

On recommandera de laisser la pièce habitée par le malade au repos pendant un mois ou plus. Encore une fois, ne jamais craindre de trop faire.

Nous pensons néanmoins que si toutes les précautions sont bien prises huit jours de repos les fenêtres ouvertes suffiraient à la rendre habitable. Dans tous les cas, les autres pièces peuvent être habitées aussitôt que la fumigation est terminée. Nous ne considérerions pas comme très prudent d'habiter une pièce voisine de la fumigation pendant la pratique de celle-ci, à mois d'être bien sûr que la pièce où brûle le soufre est hermétiquement close.

Le médecin qui aura prescrit toutes les mesures à prendre, qui aura fait nettoyer une pièce voisine de celle occupée par le malade parce que cette précaution lui semble bonne, n'oubliera pas de prescrire la désinfection des latrines qui d'ailleurs auront dû l'être de temps en temps pendant le cours de la maladie, bien que ses déjections aient été elles-mêmes désinfectées au fur et à mesure qu'elles se produisaient.

Voici exposées le plus brièvement possible les mesures qu'il convient de recommander aux familles. Nous sommes heureux de dire ici que le Bureau d'hygiène a pris l'initiative de ces mesures, qu'il a créé une brigade d'agents sanitaires, dont il envoie une équipe faire à ses frais la désinfection des maisons des familles qui n'ont pas le moyen de subvenir à cette dépense; et que ces agents s'acquittent si bien en général de leur emploi, que les familles aisées envoient fréquemment au Bureau d'hygiène le prier de vouloir bien se charger de la désinfection de leur maison souillée par l'éclosion d'une affection contagieuse. C'est dire que déjà les conseils continuels de nos médecins hygiénistes ne sont pas tombés dans le désert et que nos concitoyens comprenant leurs véritables intérêts sont déjà presque dans une situation d'esprit susceptible d'accepter sans résistance une mesure législative qui les mettra en garde contre les maladies qui nous déciment, et ne sera plus regardée comme une contrainte incompatible avec les sentiments de liberté qui sont le fond du caractère français.

CHAPITRE IV

Traitement de la diphthérie. — La trachéotomie à l'hôpital du Havre.

Un enfant atteint de diphthérie et entouré de toutes les mesures dont nous avons parlé et qui ont pour but spécial la préservation de son entourage, peut être déjà considéré comme en traitement.

Il est à peine utile en effet de faire remarquer que toutes les mesures de propreté, d'isolement, d'aération, de désinfection prescrites dans l'intérêt général sont un bénéfice réel pour lui et le mettent déjà à même de résister à l'action du poison. Mais le médecin manquerait à son devoir s'il bornait là son action. Il doit s'attaquer directement au mal et pour cela recourir au traitement qui lui paraisse avoir le plus de prise contre la maladie. De nombreux médicaments ont été donc essayés, et tous les jours en voient paraître de nouveaux qui, dans certains moments donnent de bons résultats, et, soumis à une nouvelle expérimentation, ont malheureusement trop souvent échoué.

C'est d'abord un traitement local fait pour dissoudre et détruire les fausses membranes et les germes et en empêcher la reproduction. Combien de substances ont été employées dans ce but ! Les irrigations, la glace, les pulvérisations parmi les moyens mécaniques ; les dissolvants plus ou moins actifs, l'eau de chaux, l'acide lactique, le jus de citron ; les modificateurs de la muqueuse : nitrate d'argent, perchlorure de fer, tannin, iode, brome, alun, borax, acide salicylique, etc., substances en même temps antiseptiques ; les inhalations hydrocarburées et résineuses également dissolvantes et antiseptiques, et j'en oublie, car chaque semaine amène un nouveau remède. C'étaient l'autre jour le sublimé, d'un côté, le chloral d'un autre côté, l'acide fluorhydrique, etc.

Les traitements internes ne sont pas moins nombreux. Citons l'héroïque chlorate de potasse, dont malheureusement on est déjà revenu bien qu'il ait une action des plus heureuses sur les muqueuses laryngée et pharyngée, et qu'il soit encore un de ceux auxquels nous croyons qu'il faille recourir soit en applications locales, soit à l'intérieur ou par les deux méthodes à la fois ; le copahu et le cubèbe, balsamiques souvent prescrits encore et avec raison ; la pilocarpine vantée par Guttman, condamnée comme dangereuse par Archambaud ; enfin les saignées et les altérants, médications déplorables qu'il faut rayer de la thérapeutique du croup.

Je finis par la médication tonique, la seule vraie de toutes, et qu'il ne faut pas ménager, la mort par alimentation insuffisante étant fréquente dans la diphthérie.

N'oublions pas la trachéotomie, traitement chirurgical dirigé contre l'asphyxie, causée par l'obstruction des voies respiratoires, et dont le but n'est autre que d'empêcher cette asphyxie mécanique et de donner à l'enfant une survie qui lui permette de résister plus longtemps à l'action générale du poison, et, par conséquent, d'avoir une chance de plus de guérison.

Énumérer tout ce qui a été employé contre la diphthérie, dire quels sont les principaux traitements essayés pour la combattre n'est pas en indiquer un, aussi croyons-nous devoir ici dire ce qu'il nous paraît le plus convenable de faire lorsqu'on a affaire à un enfant atteint de diphthérie.

Notre traitement. — Dès que l'on soupçonne qu'un enfant est atteint de diphthérie, il faut proscrire les vésicatoires qui, en dénudant le derme ouvrent un champ de développement pour le bacille et ses fausses-membranes. Les émissions sanguines et les altérants affaiblissent le malade et doivent être proscrits. L'opium, médicament dangereux chez les enfants, et produisant d'ailleurs une dépression rapide est également contre-indiqué. Les caustiques, comme les vésicatoires dénudent les muqueuses et ouvrent une porte au poison. Il faut donc aussi les proscrire.

Si nous rappelons que la diphthérie est une maladie générale, dont la manifestation extérieure est la production des fausses membranes sur les muqueuses et sur les parties dénudées du derme et soumises à l'action du micro-germe ; nous devons dire d'abord que le traitement tonique est le premier indiqné. Quel que soit le siège de la lésion extérieure, il ne faut pas oublier de soutenir les forces, rapidement perdues, par une médication fortement tonique. L'alcool sous toutes formes, eau-de vie, malaga, porto, etc., le café, l'extrait de quina doivent être donnés presque jusqu'à l'abus. Il faut une alimentation constante, devrait-elle être faite à la sonde ou à l'aide de lavements.

On aura ensuite à faire le traitement local qui consistera à badigeonner les parties recouvertes de fausses membranes à l'aide du jus de citron. Si celles-ci sont très épaisses, le jus de citron est insuffisant, on recourra alors au perchlorure de fer dilué, par exemple mi-partie du chlorure, et mi-partie de glycérine. Ces attouchements seront faits 4 à 5 fois par jour, et, entre temps, on badigeonnera avec un collutoire au borax, et, si l'enfant est assez grand pour se gargariser, il se servira d'une solution de 10 gr. de chlorate de potasse pour 200 d'eau, dont il pourra avaler quelques cuillerées avec avantage ; s'il était trop jeune, des pulvérisations avec une solution du même sel, un peu plus étendu seraient faites toutes les heures.

A l'intérieur, le chlorate de potasse nous paraît préférable au perchlorure et aux balsamiques bien que ceux-ci aient paru parfois donner de bons résultats et soient vantés par le Dr J. Simon. Nous nous en tenons donc à ce sel, dont il faut surveiller l'emploi et qu'il faut cesser d'administrer aussitôt que la face prend une teinte violacée, indiquant un commencement d'intoxication.

La chambre sera, bien entendu, largement aérée, plutôt par

une porte que par une fenêtre, et d'une atmosphère tiède et humide. Nous recommandons fortement les vaporisations continuelles d'une solution médicamenteuse convenable, selon la méthode de Delthil.

Nous employons la solution suivante : acide phénique 20 gr, acide salicylique 10 gr., acide thymique 6 gr., alcool 50 gr. Une cuillerée de cette solution dans un litre d'eau. Ce liquide est tenu en ébullition jour et nuit dans la chambre du malade et donne à l'atmosphère un état d'humidité et, sans doute, d'antisepsie dont l'enfant se trouve très bien et qui n'est pas sans avantages pour ceux qui le soignent.

La maladie malgré cela fait des progrès et le larynx est atteint. Aussitôt le croup déclaré, aux premiers signes : raucité de la voix et de la toux, respiration sifflante, il faut faire vomir le malade. Sans discuter la valeur de l'apomorphine et du sulfate de cuivre, nous prescrivons l'ipéca à dose variable selon l'âge du malade. On l'administrera 3, 4 et 5 fois, s'il est nécessaire.

Enfin, dès que l'oppression et le tirage sont établis, dès que l'asphyxie menace, et sans attendre que le malade soit à l'extrémité, pratiquer la trachéotomie. Nous ne parlons du tubage que pour mémoire et le considérons comme d'une pratique mauvaise.

La trachéotomie, au contraire, devra toujours être faite. Elle n'a pas de contre-indication absolue, et même dans les cas les plus désespérés, elle peut donner au malade une chance de plus de guérison, le traitement tonique et le traitement médical devant être continués après l'opération.

La pratique des hôpitaux du Havre nous est à ce sujet d'un grand enseignement et justifie pleinement l'affirmation que nous avons avancée : à savoir, qu'il n'y a pas de contre-indication absolue à la trachéotomie, bien que cette règle n'y ait jamais été complètement appliquée. Nous ne pouvons résister au désir de résumer les excellents rapports du sympathique Dr Piasecki, médecin du service des enfants, pour les 7 ou 8 dernières années.

Il est curieux de voir qu'en 1880, bien que le nombre des décès de diphthérie ait atteint 86, 6 malades seulement sont entrés à l'hôpital. Trois angines ont guéri, et trois croups sont morts après opération.

En 1881, l'affection *médico-chirurgicale* comme ne craint pas de l'appeler le chef du service, caractérisant ainsi la conduite des parents qui ne nous envoient en général les enfants que pour y subir l'opération qui doit les sauver, la diphthérie, dis-je, compte 12 cas hospitalisés dont 8 décès. La trachéotomie a été pratiquée 8 fois, et a donné 4 guérisons. La terminaison fatale était prévue chez les 4 qui ont succombé, mais, en raison des surprises heureuses, les internes de garde n'avaient pas hésité à leur tendre cette dernière planche de salut. A signaler, un cas de contagion dans les salles, mais à un moment où aucun malade de cette catégorie n'y était en traitement.

En 1882, 39 croups dont 28 opérés; sur les 11 non opérés, cinq ne l'avaient pas été pour des raisons plausibles, les 6 autres sont guéris avec le traitement médical. Sur les 28 opérés, 12 guérisons. Si l'on remarque que parmi les 16 morts après opération quelques-uns présentaient des contre-indications classiques, on peut se féliciter du résultat.

En 1883, il y a eu 14 diphthéritiques à l'hôpital : un cas d'angine guéri et 13 croups dont trois seulement n'ont pas été opérés. L'un âgé de 8 ans a guéri sans opération; les deux autres trouvés trop jeunes et in extremis ont succombé quelques heures après leur entrée. Sur les 10 opérés, 6 sont morts, plusieurs trois à sept jours après l'opération, l'un une heure et demie après son entrée à l'hôpital, et un autre, croup secondaire chez un enfant épuisé par une suppuration ancienne du tibia et pris du croup dans le service. Il y a eu 4 guérisons.

Le nombre des diphthéritiques atteint en 1884 le chiffre de 37 dont 16 angines sur lesquelles 14 guérissent et 2 meurent, 21 croups dont 13 décès. La trachéotomie a été pratiquée 19 fois. L'un des deux non opérés avait un an et est mort à son

entrée, l'autre a succombé à un croup secondaire à une diarrhée chronique qui n'aurait pas tardé à l'enlever.

Restent les 19 opérés, 8 guérisons et 11 morts. Résultat très satisfaisant si nous faisons remarquer que parmi les morts 3 ont succombé 8, 24 et 38 jours après l'opération par suite d'érysipèle, de paralysie diphthéritique et de broncho-pneumonie, et pourraient par conséquent être considérés comme opérés avec succès.

En 1885, 31 cas de diphthérie dont 5 angines guéries et 26 croups, donnant 17 décès. Sur les 26 croups 7 n'ont pas été opérés ; l'un, une fille, a guéri par le traitement médical et les 6 autres sont morts quelques heures après leur admission. C'est donc encore, sur 19 trachéotomies 8 guérisons. Nous en trouvons encore quatre qui ont vécu plus de 8 jours après l'opération et dont deux sont morts par alimentation insuffisante.

En 1886, 42 diphthéritiques sont admis à l'hôpital, 3 angines guérissent. Restent 39 croups, dont deux secondaires à la rougeole sont fatals. Les 37 croups primitifs donnent 18 guérisons et 19 morts : 30 trachéotomies ont été faites dont 13 avec succès. Le chef de service rappelle encore ici qu'à peu près tous les cas malheureux ont été opérés dans des conditions défavorables et que tous ont succombé aux progrès de l'intoxication et souvent par asphyxie cérébrale.

J'ai fait le relevé des statistiques de 1887 jusqu'au 1er octobre, et j'y trouve 16 cas de diphthérie dont deux angines qui guérissent ainsi que 2 croups sans opération. Un malade meurt sans être opéré. Sur les 11 opérés, 3 seulement guérissent, l'un sort de l'hôpital le dixième jour à la demande des parents et meurt en ville d'érysipèle. Les six autres cèdent aux progrès du mal, souvent quelques heures après leur arrivée dans le service.

En résumé, il nous paraît que la somme des résultats a été satisfaisante et pour ne parler que des bienfaits de l'opération, nous trouvons que sur un total de 128 opérés pendant la période que nous parcourons, 53 trachéotomies ont été suivies de guérison. C'est donc une moyenne de 41,4 pour cent. et qui serait encore meilleure si nous comptions comme succès les assez nombreux cas où les petits malades ont succombé après une ou plusieurs semaines, emportés par la broncho-pneumonie, l'érysipèle, l'alimentation insuffisante et les paralysies.

Si nous faisons encore ressortir que les enfants ne nous sont apportés qu'au dernier moment et pour être opérés, les bienfaits de l'opération n'en paraîtront que plus évidents et d'ailleurs, l'opinion publique se prononce de plus en plus en sa faveur, et c'est d'eux-mêmes que les parents demandent le secours de l'opération. Ils en ont vu dans leur quartier revenir guéris et ils nous supplient d'intervenir. N'est-ce pas le jugement le plus sûr de la valeur des faits ?

Mais, il est aussi de notre devoir d'appeler l'attention de l'administration sur les moyens défectueux et incomplets d'isolement. Nous avons dit que les chambres d'isolement sont situées à l'entrée des services généraux et nous venons de signaler quelques cas intérieurs qui, survenant chez des enfants déjà malades ont toujours été fatals.

Il y a là une grande responsabilité pour les administrations. Le croup qui était autrefois si peu fréquent au Havre, y règne maintenant à l'état endémique et si, grâce à la lutte des hygiénistes, au dehors, il paraît en décroissance, il ne faut pas que l'assistance publique oublie qu'elle aussi doit s'unir à ceux qui combattent et penser à créer des isolements sérieux et qui, joints à toutes les mesures prises au dehors et au traitement médical, hâtent la disparition du terrible fléau.

CONCLUSIONS

De tout ce qui précède, on peut conclure que :

La diphthérie, l'un des fléaux épidémiques les plus terribles en France est apparue au Havre, vers 1856, qu'elle a depuis suivi une marche graduellement progressive jusqu'en 1882, époque à laquelle la progression est devenue lentement mais sensiblement descendante.

La dissémination de la maladie est générale au Havre. Toutefois, certains quartiers sont plus particulièrement éprouvés. Il convient de citer le quartier de Graville, dans le canton Est, qui a toujours été le principal centre du mal, et spécialement, dans ce quartier, la caserne des Douanes et les rues qui l'avoisinent,

C'est au Bureau d'hygiène que l'on doit attribuer la rétrogression du mal, et nous pensons que la population doit lui être reconnaissante.

La lutte doit être continuée, mais, pour qu'elle le soit avec succès, l'Administration municipale doit joindre ses efforts à ceux des hygiénistes et entrer sans ambages dans la voie des réformes rationnelles et méthodiques réclamées par les hygiénistes et l'opinion publique, relativement à l'assainissement général des rues et des maisons et à l'approvisionnement des eaux nécessaires, non seulement à l'alimentation, mais à la propreté générale.

Les hygiénistes doivent de plus en plus recommander aux populations, les mesures qui doivent être prises par les familles éprouvées, pour empêcher le mal d'atteindre l'entourage du malade et de s'étendre au dehors, et les administrations doivent faire leur possible pour procurer aux administrés les facilités d'isolement et de désinfection.

L'hospitalisation doit être fortement recommandée, mais pour cela il faut un hôpital spécial et isolé, et compris de telle façon qu'il ne répugne pas, même au familles aisées.

En résumé, l'assainissement des rues et des maisons ; la déclaration des malades, leur isolement, en ville où à l'hôpital, la désinfection, toutes mesures assurées par le fonctionnement de délégués, et rendues possibles par le système des indemnités au besoin, constituent les moyens de préservation les meilleurs contre la diphthérie, et les plus propres à en hâter la diminution et peut-être la disparition, et pourraient, s'il est nécessaire, dans l'intérêt général, être imposés par une loi.

Enfin, le médecin aura fait tout son devoir quand il aura cherché, non seulement à prévenir la dissémination du mal, mais aussi à enrayer par un traitement bien choisi et énergique la marche de l'affection chez un sujet atteint ; si, malgré le traitement, l'asphyxie est menaçante la trachéotomie devra toujours être faite. Pratiquée, même in extremis, elle a quelquefois permis à ces pauvres petits êtres, que nous aimons tous et qui sont l'espoir de la nation, de prendre le dessus et d'avancer vers la guérison. Même lorsqu'elle n'empêche pas le terme fatal, elle rend les derniers moments de l'enfant moins pénibles, et cette considération suffirait à elle seule pour la justifier toujours.

INDEX BIBLIOGRAPHIQUE

Arnould. — *Traité d'Hygiène.*

Bouchard. — *Des maladies par ralentissement de la nutrition.*

Cornil et Babès. — *Les Bactéries.*

Dieulafoy. — *Pathologie interne.*

Dujardin-Beaumetz. — *Cliniques.*

Hallopeau. — *Pathologie générale.*

Hayem. — *Les grandes médications.*

Jaccoud. — *Pathologie interne.*

— *Dictionnaire de médecine et de chirurgie.* Art. *Épidémie. Endémie. Diphthérie.*

Lancry, — *De la contagion de la diphthérie et prophylaxie des maladies contagieuses dans les hôpitaux d'enfants à Paris.*

Ollivier. — *Mémoire adressé au Préfet de la Seine.*

Proust. — *Traité d'hygiène.*

Renault. — *De la diphthérie consécutive à la rougeole.*

Teissier (de Lyon). — *Rapport à l'Académie de médecine.*

Trousseau. — *Cliniques.*

Divers auteurs dans :

— *Comptes rendus du Congrès d'hygiène de Paris en* 1878.

— *Comptes rendus analytiques des Congrès de Toulouse et de Vienne en* 1887.

— *Les publications périodiques.*

Lecadre et Gibert. — *Rapports annuels du médecin des épidémies pour l'arrondissement du Havre.*

Launay. — *Rapports annuels du directeur du Bureau municipal d'hygiène du Havre. Bulletins statistiques hebdomadaires du Bureau d'hygiène.*

Ed. Vidmer. — *Rapport général sur l'assainissement de la ville du Havre*, 1882.

J. Siegfried, maire. — *Projet d'assainissement de la ville du Havre*, 1885.

Journaux du Havre. — *Articles relatifs à la question des eaux et de l'assainissement de la ville.*

— *Comptes rendus des séances du Conseil municipal du Havre.*

TABLE DES MATIÈRES

Pages

Dédicace.

INTRODUCTION

Généralités sur le role de l'hygiène dans les maladies contagieuses. — Notre sujet. 5

PREMIÈRE PARTIE

HISTOIRE DE L'EXTENSION DE LA DIPHTHÉRIE AU HAVRE

Chapitre Ier. — La diphthérie au Havre avant 1880; vue générale. . . . 15

Chapitre II. — La diphthérie au Havre, de 1880 à 1884. 21

Chapitre III. — Étude statistique de la diphthérie au Havre pendant les années 1885, 1886 et 1887, jusqu'au 1er octobre. 27

DEUXIÈME PARTIE

DES CAUSES DE LA DIPHTHÉRIE AU HAVRE

Préliminaires. 35

Chapitre Ier. — Des causes de la diphthérie. 37

TROISIÈME PARTIE

DES MOYENS DE COMBATTRE LA DIPHTHÉRIE AU HAVRE

Préliminaires. 55

Chapitre Ier. — De l'insalubrité de la ville du Havre et étude sommaire sur son assainissement. 56

Chapitre II. — Des habitations au point de vue de la diphthérie. . . . 71

Chapitre III. — Des mesures de prophylaxie sociale et domestique. . . . 76

§ 1. — *Prophylaxie sociale*. 77

A. — Prophylaxie sociale en ville 77

B. — Prophylaxie hospitalière. 81

§ 2. — *Prophylaxie domestique* 86

Chapitre IV. — Traitement de la diphthérie. — La trachéotomie à l'hôpital du Havre. 93

Conclusions. 100

Index bibliographique. 102

IMPRIMERIE LEMALE ET Cie, HAVRE

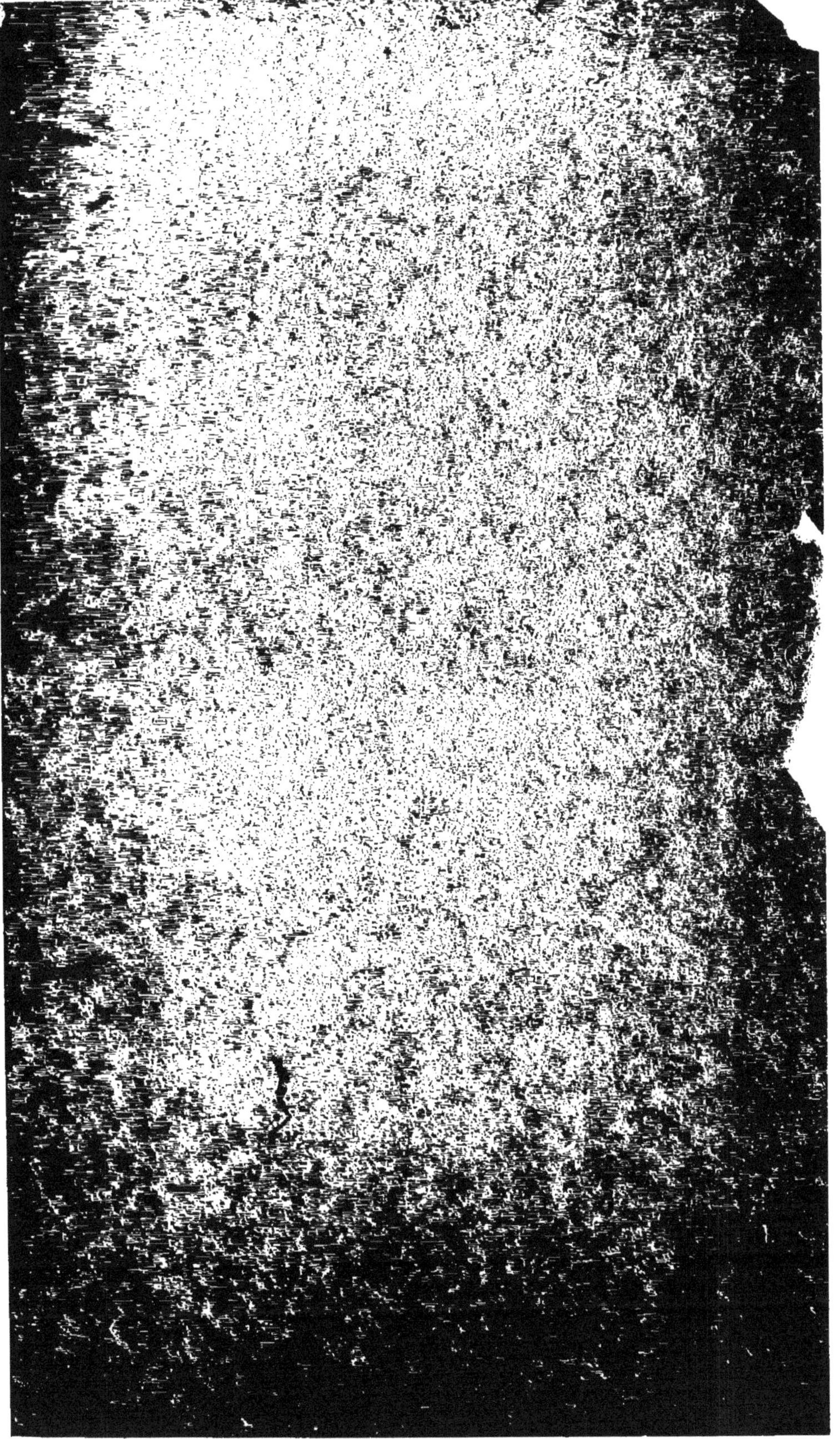

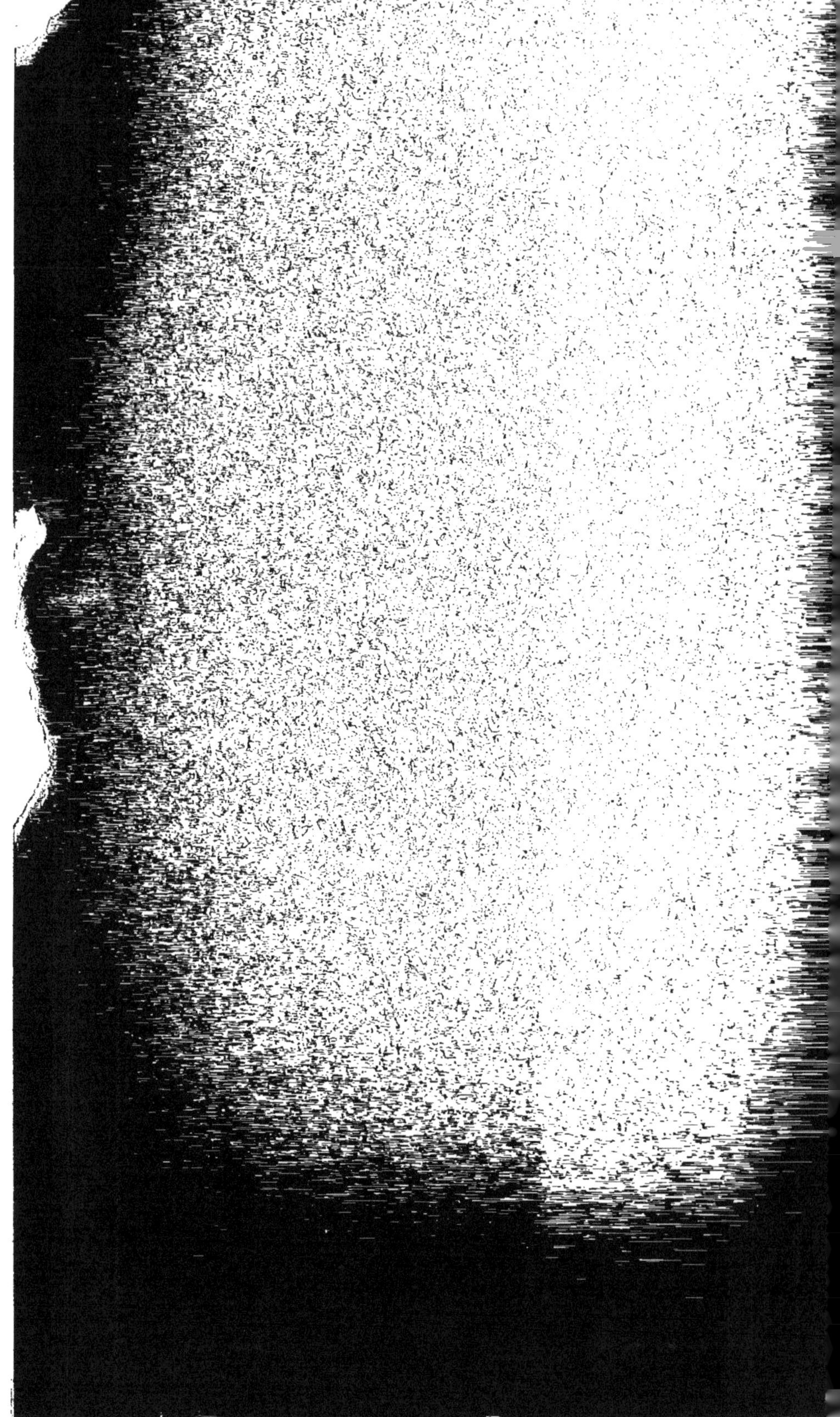

BIBLIOTHEQUE NATIONALE DE FRANCE
3 7531 03988215 5

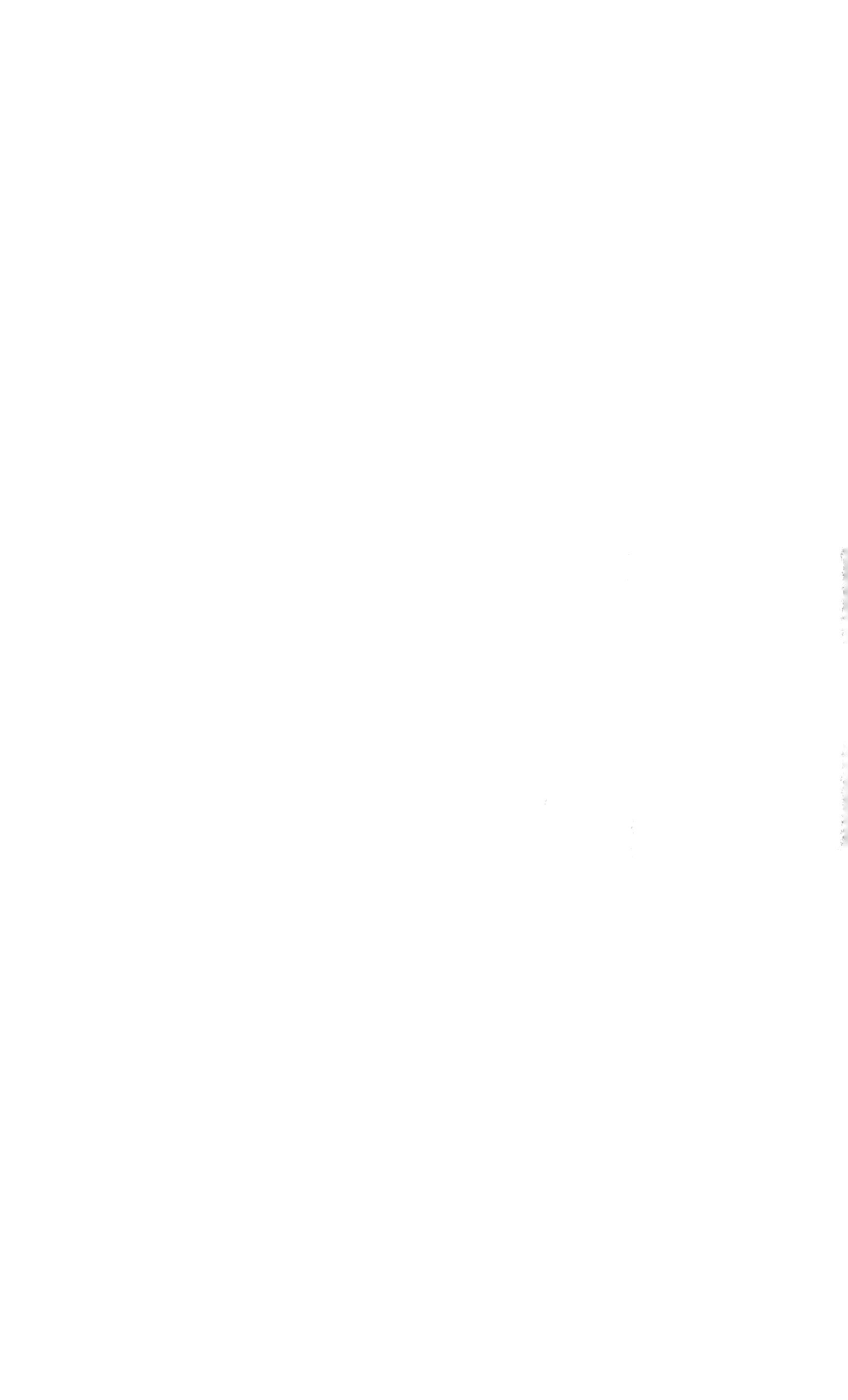

www.ingramcontent.com/pod-product-compliance
Ingram Content Group UK Ltd.
Pitfield, Milton Keynes, MK11 3LW, UK
UKHW021907260726
13966UKWH00006B/1127

9 782011 928627